104

Anaesthesiology and Resuscitation
Anaesthesiologie und Wiederbelebung
Anesthésiologie et Réanimation

Editors:

R. Frey, Mainz · F. Kern, St. Gallen
O. Mayrhofer, Wien

Managing Editor: H. Bergmann, Linz

A. J. Coburg

Die akute normo—volämische Hämodilution in klinischer Anwendung

Mit 21 Abbildungen

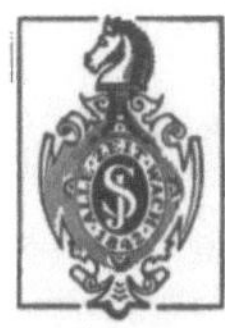

Springer-Verlag
Berlin Heidelberg New York 1977

Priv.-Doz. Dr. med. Adolf Johannes Coburg

Klinik für Abdominal- und Transplantationschirurgie
(Leiter: Prof. Dr. med. R. Pichlmayr)
Department Chirurgie der Medizinischen Hochschule
Karl-Wiechert-Allee 9, 3000 Hannover 61

ISBN-13: 978-3-540-08025-1   e-ISBN-13: 978-3-642-66540-0
DOI: 10.1007/978-3-642-66540-0

Druck und Bindearbeiten: Meister Druck Kassel.

Vorwort

Die Beeinflussung der Fließeigenschaften des strömenden Blutes
erhält zunehmende klinische Bedeutung: arterielle Durchblutungs-
störungen, Herzinfarkt und postoperative Thromboseverhütung
sind mögliche Indikationsgebiete. Eine wesentliche Verbesserung
der Fließeigenschaften des Blutes ist in der Klinik nur durch
Senkung des Hämatokritwertes bei gleichbleibendem oder leicht
erhöhtem Gesamtblutvolumen möglich, also durch normo- oder hypervolämische Hämodilution. Die Grenze einer sinnvollen Hämodilution
wird durch Veränderungen der Sauerstofftransportkapazität des ver-
dünnten Blutes bestimmt. Tierexperimentell konnte eine verläßliche
Korrelation zwischen Hämodilution, rheologischen Eigenschaften des
Blutes und Sauerstoffversorgung der Gewebe aufgestellt werden; die
Übertragung und Anwendung der Ergebnisse auf die Klinik bei bekannten oder unbekannten hämodynamischen sowie cardio-vasculären
Vorschäden ist nur mit Einschränkung möglich. Besonders bedeutsam
werder die Fragen nach ausreichender Sauerstoffversorgung <u>aller</u>
Gewebe, wenn das Hauptziel der Hämodilution in der Gewinnung
größtmöglicher Mengen von Patienteneigenblut liegt. Gerade dieses
Ziel verfolgt die akute normovolämische Hämodilution vor opera-
tiven Eingriffen, wobei operativer Blutverlust allein durch Retransfusion von Eigenblut anstelle der Gabe von Fremdblut ausge-
glichen wird. Die große Gefahr der Hepatitisübertragung durch
Fremdbluttransfusionen - von uns Chirurgen während operativer
Eingriffe teils nicht voll gewürdigt, teils notgedrungen in Kauf
genommen - ist Anlaß genug zur Anwendung der Hämodilution in der
Chirurgie. Dies ist auch unter Berücksichtigung des Aufwandes an
Arbeit und Zeit bei dieser Methodik gültig. Alleinige Voraussetzung ist, daß die Risiken der Hämodilution deutlich unter denen
der Hepatitisübertragung liegen.

Die richtige Indikationsstellung zur Hämodilution und der vertret-
bare Grad des Eigenblutentzuges können nur aufgrund genauer <u>kli-
nischer</u> Untersuchungen und Bestimmungen vieler relevanter Parameter bezüglich Verträglichkeit und möglicher Nebenwirkungen er-
folgen. Diesem Ziel ist mein Mitarbeiter, Herr Privat-Dozent Dr.
A.J. Coburg zusammen mit einer Arbeitsgruppe von Anaesthesisten,
Nuklearmedizinern, Hämatologen und klinischen Physiologen nachge-
gangen, wobei an einem abdominal-chirurgischen Krankengut gene-
relle und regionale <u>Kreislaufgrößen</u> in Abhängigkeit vom Blutent-
zug und von der allgemeinen Situation des Patienten studiert
wurden. Besonders wurde dabei auch auf Nebenwirkungen und potenti-
elle Gefahrenmomente im Zusammenhang mit dem Operationstrauma
geachtet. Im Gesamtergebnis erwies sich die angewandte Form der
Hämodilution als klinisch bedeutsam. Wenn in der vorliegenden

Monografie auch auf beobachtete Nebenwirkungen ausführlich einge-
gangen wird, so geschieht dies gerade aus dem Anliegen heraus,
die Hämodilution in klinisch vertretbarer Form zu einer Routine-
methode zu entwickeln.

Hannover, im Oktober 1976   R. Pichlmayr

INHALTSVERZEICHNIS

a.n.H.	akute normovolämische Hämodilution
$AVDO_2$	arteriovenöse Sauerstoffdifferenz
CBF	cerebraler Blutfluß
EKG	Elektrokardiogramm
HA20	20%ige Humanalbuminlösung
Hb	Hämoglobin
HBAg	Australia-Antigen
HbO_2	Sauerstoffgehalt
$HbSO_2$	Sauerstoffsättigung
HD	Hämodilution - Meßzeiten vor HD, während, nach HD, ferner Op-mitte und Op-ende
HF	Herzfrequenz
Hk	Hämatokrit
HZV	Herzzeitvolumen
LAP	linksatrialer Druck
O_2TC	Sauerstofftransportkapazität
PAP	Pulmonalarteriendruck
PGW	pulmonaler Gefäßwiderstand
PPL	Plasmaproteinlösung
PTT	Partielle Thromboplastinzeit
RCF	Red Cell Flux
Serie I	Volumenersatzmittel: Macrodex und PPL: Fälle 1-22
Serie II	Volumenersatzmittel: Humanalbumin: Fälle 23-46
$S_{\bar{x}}$ = SE	Standardabweichung des Mittelwertes
TBV	totales (zirkulierendes) Blutvolumen
TEG	Thrombelastogramm
TPR	totaler peripherer Gefäßwiderstand
TZ	Thrombinzeit
VVP	Venenverschlußplethysmographie
$\bar{x}$	Mittelwert
ZVD	zentraler Venendruck

1. EINLEITUNG

Die wachsenden operativen Möglichkeiten in der Chirurgie haben
in den letzten zwei Jahrzehnten zu einem steigenden Bedarf an
Bluttransfusionen geführt. Die damit verbundene zunehmende
Häufigkeit der Posttransfusionshepatitis zugleich mit dem örtlich
auftretenden Mangel an Blutkonserven verlangen nach Verfahren zur
Vermeidung von Bluttransfusionen.

1.1. Posttransfusionshepatitis

Das Hepatitisrisiko nach Bluttransfusionen wird mit 3-4% ange-
geben (23, 104). Bei Berücksichtigung der anikterisch verlaufenden
Hepatitisformen ist es etwa dreimal so hoch (104), so daß die
Gesamthäufigkeit etwa 14% beträgt (23, 104). Vereinzelt wird die
Hepatitishäufigkeit sogar in der Größenordnung von 30-50% ange-
geben (40, 123).

Bei Aufschlüsselung des Hepatitisrisikos je Blutkonserve schwanken
die Angaben bei großen Übersichten zwischen 0,05 und 1,5% (26).
Es werden aber auch Frequenzen von 4-6% je Konserve berichtet,
wobei das Risiko bei multiplen Transfusionen wieder fällt (40).
Die großen Unterschiede sind örtlich bedingt und reflektieren die
Durchseuchung der Spenderschaft mit dem Hepatitiserreger (104,
123). In der jüngsten und zur Zeit umfangreichsten Studie be-
ziffert GOLDFIELD (41) das Hepatitisrisiko nach Bluttransfusion
mit 0,4-0,9% in den Jahren 1967-1972 in New Jersey, bei durchschnittlich 3,4 Konserven pro Empfänger.

Durch Ausschluß bezahlter und HBAg-positiver Spender fanden
ALTER und Mitarbeiter (3) ein Hepatitisrisiko von nur 0,37%.
Dagegen konnten andere Autoren nach Ausschluß aller HBAg-positiven
Konserven keine wesentliche Änderung des Hepatitisrisikos erreichen (40, 41). Durch diese vorbeugende Maßnahme, auch bei
Verwendung empfindlicher Testmethoden wie des Radioimmunassays,
kann das Hepatitisrisiko bestenfalls um ein Drittel gesenkt
werden (42). Eine entscheidend wirksame Prophylaxe der Posttransfusionshepatitis gibt es nicht (26). Die Zielrichtung der
Bemühungen muß die weitestmögliche Vermeidung von Bluttransfusionen sein.

1.2. Akute Hämodilution

Von der Möglichkeit der akuten Hämodilution wurde klinisch zuerst
in der offenen Herzchirurgie Gebrauch gemacht (20, 89, 128), indem

die Herz-Lungen-Maschine statt mit Blut mit Plasmaersatzmitteln
vorgefüllt wurde. Hierbei wurde zwar kein Patientenblut zur
späteren Autotransfusion gewonnen, aber es wurde der Weg aufgezeigt, daß auch Hämatokritwerte unter 25% intraoperativ bei
stabiler Kreislauflage toleriert (20) und daß der Einsatz von
Bluttransfusionen auch bei großen chirurgischen Eingriffen in
erheblichem Maße reduziert werden kann (20, 126, 128).

1.3. Autotransfusion

Das besondere Interesse gilt den drei Möglichkeiten (21) der
Autotransfusion:

Durch präoperative Blutentnahmen (83) werden in wöchentlichen
Abständen vor einem wahlchirurgischen Eingriff 3-4 Eigenblutkonserven vom Patienten gewonnen, die dann für die intraoperative
Retransfusion zur Verfügung stehen. Der Nachteil ist die teils
mehrwöchige Lagerung der Konserven, wodurch das Sauerstofftrans-
portvermögen (65) und das Gerinnungssystem (7) beeinträchtigt
werden sowie Anhäufung von Fibrin, Erythrocytenaggregaten und
Thrombocytenzerfallsprodukten (119) zu schädlichen Nebenwirkungen
führen können.

Die intraoperative Autotransfusion des abgesaugten Blutes (24,
64) führt das abgesaugte Blut zunächst in ein Reservoir und nach
Entfernung der Luftblasen über Filter und Tropfkammer in den
Kreislauf zurück. Das Verfahren ist in seiner Eignung begrenzt
auf Eingriffe, bei denen in aseptischen Wunden größere Blutmengen
in kurzer Zeit angesaugt werden müssen, wie insbesondere in der
Gefäßchirurgie (21).

Die akute normovolämische Hämodilution (a.n.H.) ist das dritte
Verfahren der autologen Bluttransfusion und hat in den vergange-
nen Jahren wachsendes Interesse gefunden (80). Unmittelbar präoperativ werden im Austausch gegen Plasmaersatzmittel mehrere
Eigenblutkonserven gewonnen, die zur Retransfusion entsprechend
dem intraoperativen Blutverlust zur Verfügung stehen (9, 18, 66,
69, 71, 82). Die klinische Anwendbarkeit dieses Verfahrens ist
der Gegenstand der vorliegenden Studie.

2. GRUNDLAGEN DER AKUTEN NORMOVOLÄMISCHEN HÄMODILUTION

Wird durch Austausch von Blut gegen Plasmaexpander tierexperimentell eine akute Anämie induziert, so tritt bei stabilen
Kreislaufverhältnissen bezüglich Blutdruck und Herzfrequenz
eine Steigerung des Herzzeitvolumens (HZV) ein (35, 82, 103,
125). GUYTON und RICHARDSON (48) deuteten 1961 den erhöhten
venösen Reflux als Ursache für die HZV-Steigerung bei Senkung
des Hämatokrits. Der physiologische Mechanismus für dieses Kreislaufverhalten ist die Verminderung der Blutviscosität, die mit
dem Hämatokritabfall einhergeht (48, 82, 97, 115).

2.1. Rheologischer Einfluß

Blut ist eine heterogene, nicht-Newtonsche Flüssigkeit, bei der
es zunächst einer Grundenergie (yield shear stress) bedarf, um
die Flüssigkeit in Bewegung zu setzen, und die eine hohe Viscosität bei geringer Fließgeschwindigkeit wie in der Mikrozirkulation besitzt (38, 98, 115). Mit wachsender Fließgeschwindigkeit,
in vitro steigender Scherrate, fällt die Viscosität ab (82, 98,
107, 115). Bei dem laminaren Strömungscharakter des Blutes in
einem Gefäßrohr bestehen große Scherkräfte im Randstrom, kleine
im Zentralstrom (38). Deshalb kann eine genaue Beziehung zwischen
dem Fließverhalten in vivo und der Viscositätsuntersuchung in
vitro nicht aufgestellt werden. Dennoch erlauben die in vitro-
Untersuchungen die sichere Aussage, daß die Fließgeschwindigkeit
des Blutes eine entscheidende Determinante der Viscosität ist
(38, 98, 107, 116).

Der andere entscheidende Faktor der Blutviscosität ist der Hämatokritwert (107, 124). Bei niedrigen Scherraten (Abb.1), wie
sie für die terminale Strombahn, besonders den venösen Teil der
Mikrozirkulation zutreffen, hat eine Senkung des Hämatokrits
einen unproportionalen Abfall der Viscosität zur Folge (81, 103,
115). In höheren Hämatokritbereichen hat die Hämodilution einen
relativ stärkeren viscositätssenkenden Effekt als bei niedrigem
Hämatokrit; unterhalb Hk 30% ist der Einfluß weiterer Dilution
nur noch gering (72, 96, 103, 116).

Die exakte Bezugsgröße ist zwar der intravasale Hämatokrit (86),
der dadurch veränderlich ist, daß aufgrund der Axialmigration
der Erythrocyten in kleine Gefäßabgänge das verdünnte Blut aus
dem Randstrom abfließt, während der erythrocytenreiche Axialstrom
vorzugsweise im größeren Gefäß verbleibt (38). Für die klinische
Untersuchung kommt jedoch nur der in vitro-Hämatokrit als Richt-
maß der Verdünnung in Frage. Im Falle der Hämodilution findet

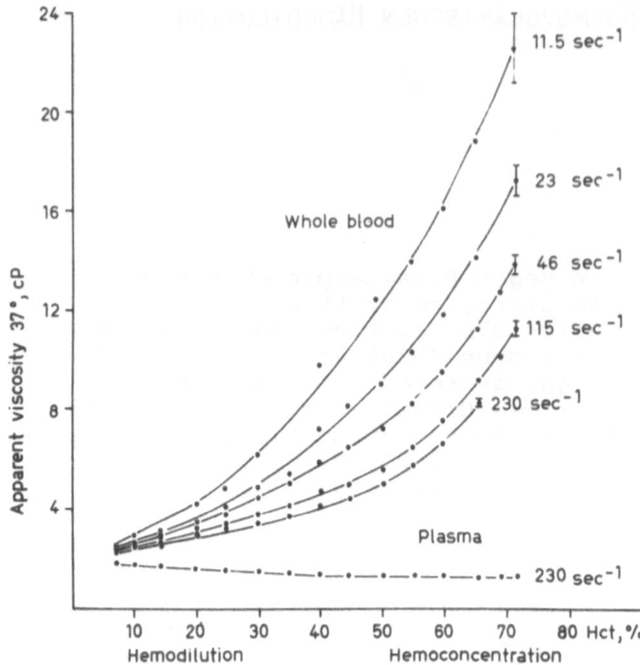

Abb.1. Abhängigkeit der Blutviscosität vom Hämatokrit und von der Scherrate. Bei hohem Hämatokrit und niedriger Scherrate (in vivo geringer Fließgeschwindigkeit) ist die Viscosität hoch. Mit sinkendem Hämatokrit und steigender Scherrate fällt die Blutviscosität anfangs rapide, später weniger ab. (Nach MESSMER u. Mitarb. (82))

darüberhinaus eine Verdünnung der anderen viscositätsbestimmenden Faktoren statt, wie Fibrinogen und Plasmaprotein (98), so daß sich hieraus ein geringer zusätzlicher Viscositätsabfall ableiten läßt. Die Verwendung von Dextran dagegen bewirkt einen leichten Anstieg der Plasmaviscosität (117).

Die Verminderung der Blutviscosität bedingt eine Erhöhung der Fließgeschwindigkeit. Diese wiederum hat einen weiteren Abfall der Viscosität zur Folge (81).

2.2. Kreislaufverhalten

Der Abfall der Blutviscosität bedeutet eine Verminderung des peripheren Widerstands im Kreislauf (115), ein unverändertes Strombett vorausgesetzt. Da der Viscositätsabfall bei niedriger Fließgeschwindigkeit am stärksten wirksam wird und somit in vivo besonders die Mikrozirkulation und hier speziell die postcapillären Venolen betrifft, wird der kreislaufphysiologische Mechanismus der HZV-Steigerung über einen erhöhten venösen Reflux erklärbar (16, 48). Der Blutdruck und die Herzfrequenz bleiben dabei stabil (16, 39, 117). Die HZV-Steigerung wird also über ein erhöhtes Schlagvolumen erreicht (39, 82, 86, 92). Dabei ist ein unverändertes zirkulierendes Blutvolumen Voraussetzung für dieses Kreislaufverhalten (82. 87. 117).

2.3. Herzzeitvolumen und Sauerstofftransport

Die Steigerung des Herzzeitvolumens bei der akuten normovolämischen Hämodilution ist also einerseits die Folge der Viscosi-
tätsabnahme, andererseits aber zugleich ein notwendiger Kompensationsmechanismus für den Mangel an Sauerstoffträgern bei dieser
akut induzierten Anämie (39, 87, 103). Die systemische Sauerstofftransportkapazität, das Produkt aus Sauerstoffkapazität und HZV,
ist nach den umfangreichen tierexperimentellen Befunden der Arbeitsgruppe MESSMER (82, 115) in der Initialphase der Dilution
zunächst erhöht (Abb. 2), um bei einem Hämatokrit von etwa 28%
den Ausgangswert wiederzuerreichen und erst bei weiterer Hämatokritsenkung abzufallen. Der Befund wird so gedeutet, daß entsprechend dem unproportionalen Viskositätsabfall initial eine
unproportional starke HZV-Steigerung einsetzt, die die Hämatokritsenkung zunächst überkompensiert (Diskussion dieses Befundes
im Abschnitt 6.1.5. und 6.2.).

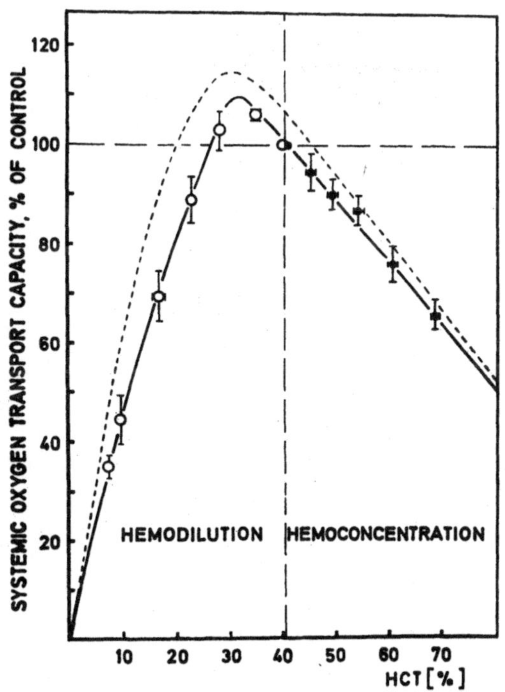

*Abb.2. Akute normovolämische Hämodilution: Die Sauerstofftransport-
kapazität steigt nach den tierexperimentellen Befunden von SUNDER-
PLASSMANN u. Mitarb. (115) bei geringgradiger Hämodilution zu-
nächst über den Ausgangwert bei 40% Hk an und erreicht ihr Opti-
mum bei 30% Hk. Erst bei weiterer Dilution fällt sie rapide ab.
Die punktierte Kurve stellt den von HINT (55) vorausberechneten
Verlauf der O$_2$TC unter Hämodilution mit Dextran dar. (Nach
MESSMER u. Mitarb. (82))*

2.4. Klinische Anwendung

Auf dem Boden dieser experimentellen Befunde wird die a.n.H.
in jüngster Vergangenheit klinisch durchgeführt (9, 66, 69, 71,
92). Unter Austausch von 1000-2000 ml Eigenblut synchron gegen
gleiche Volumina Plasmaersatzmittel wird der Hämatokrit in der
Regel auf Werte zwischen 25 und 30%, teilweise auch bis 20%
(66, 69, 71) gesenkt. Das Kreislaufverhalten bleibt bei entsprechender HZV-Steigerung stabil. Die gewonnenen 2-4 Eigenblutkonserven reichen in der Mehrzahl der Fälle zur Deckung des
intraoperativen Blutverlustes, so daß der Bedarf an Fremdbluttransfusionen drastisch gesenkt werden kann (18, 66, 92). Die
klinische Anwendbarkeit der a.n.H. wird insgesamt positiv beurteilt. Die verbesserte periphere Durchblutung wird zugleich als
weitere Indikation zur a.n.H. als Mittel der Thromboseprophylaxe
gesehen (81).

3. Fragestellung

Die dargelegten Untersuchungen wurden durchgeführt, um die
Möglichkeiten und Grenzen der akuten normovolämischen Hämodilution in der Klinik unter Kontrolle zahlreicher Kreislauf- und
Laborparameter zu studieren, ehe sie als klinische Routinemethod
übernommen wird. Dabei sollte vor allem das Kreislaufverhalten i
Bezug auf die Durchblutungsveränderungen in verschiedenen Organgebieten sowie die systemische Sauerstoffversorgung geprüft
werden. Die Möglichkeit des Auftretens von Nebenreaktionen sollt
untersucht und die klinische Verträglichkeit beurteilt werden.
Die Maßnahmen zur Vorbeugung und Vermeidung möglicher Nebenreaktionen sind zu besprechen. Die Einsparungsmöglichkeit an
Fremdblutkonserven ist rechnerisch und de facto unter Berücksichtigung der resultierenden Anämie zu prüfen. Zur Frage der
Eignung der a.n.H. als Mittel der Thromboseprophylaxe wird
Stellung genommen. Die Indikation zur a.n.H. soll aufgrund der
gewonnenen Ergebnisse abgegrenzt werden.

4. Krankengut und Methoden

4.1. Krankengut

46 Kranke, die vor größeren allgemeinchirurgischen Eingriffen
in der Klinik für Abdominal- und Transplantationschirurgie im
Department Chirurgie der Medizinischen Hochschule Hannover
stationär aufgenommen wurden, wurden der akuten normovolämischen
Hämodilution zugeführt. Das Durchschnittsalter betrug 51,2 $\pm$
2,1 Jahre, die mittlere Körpergröße 167,6 $\pm$ 1,1 cm und das
mittlere Körpergewicht 69,5 $\pm$ 1,4 kg (Tabelle 1). Die Geschlechts-
verteilung betraf 29 männliche und 19 weibliche Patienten. Als
positive Auswahlkriterien galten Eingriffe, die erfahrungsgemäß
mit größerem chirurgischen Blutverlust einhergehen (Rectum- und
Colon-Chirurgie, Gastrektomien) oder die mit erhöhtem Thromboserisiko belastet sind (Pankreas- und Rectumoperationen), sowie
ferner konstitutionell erhöhtes Thromboserisiko (Adipositas). Aus-
schlußkriterien waren Anämie Hb <12 g%, Herzinfarktanamnese, grob-
gestörte Lungenfunktion und Alter >70 Jahre. Die präoperative Dia-
gnostik umfaßte Blutbild, kleinen Gerinnungsstatus (Quick, PTT,
Thrombinzeit), Serumelektrolyte, Harnstoff und Kreatinin, Bicar-
bonat, Bilirubin und leberspezifische Enzyme im Serum; Urinstatus;
EKG mit Extremitäten- und Brustwandableitungen; spirometrische
Lungenfunktionsprüfung sowie eine p.a. Röntgenaufnahme des Thorax;
bei einigen Patienten arterielle Blutgasanalyse. Die Zusammensetzung des Krankengutes ist in Tabelle 1 dargestellt. Tabelle 2
zeigt die Art der chirurgischen Eingriffe. Die Patienten wurden
über das Prinzip der Hämodilution und die Kreislaufuntersuchungen
aufgeklärt.

4.2. Anaesthesie

Als Narkoseverfahren wurde eine barbituratinduzierte Neuroleptanalgesie angewendet. Die Einleitung erfolgte mit Thiopental
(Trapanal, Byk-Gulden, Konstanz) 5 mg/kg Körpergewicht, die
initiale Muskelrelaxierung mit Succinylcholin (Pantolax, Dr. Reiß,
Berlin) 0,1 mg/kg. Für die Neuroleptanalgesie wurden Fentanyl
(Fentanyl Janssen GmbH) 0,0067 mg/kg und alle 30 min. 0,1 mg
sowie Droperidol (Dehydrobenzperidol, Janssen GmbH, Düsseldorf)
0,2 mg/kg und alle 2 Std. bzw. nach klinischem Bedarf 5 mg
verabreicht. Die Langzeit-Muskelrelaxation erfolgte mit Diallyl-
nortoxiferin (Alloferin, Hoffmann-La Roche AG, Grenzach) 0,1 mg/
kg mit Wiederholungsdosen alle 20-30 min. Über einen Tracheal-
tubus wurden die Patienten mit Lachgas-Sauerstoff-Gemisch im
Verhältnis 3:1 mit einem Pulmomat (Drägerwerk , Lübeck) beatmet.
Das Atemminutenvolumen betrug 5-6 l.

Als Grundlage der Infusionstherapie wurden an Kristalloid-Lösungen 5 ml/kg/Std infundiert. Plasmaersatzmittel wurden nach Narkoseeinleitung bei den ersten 16 Fällen routinemäßig gegeben, in den späteren Untersuchungen vermieden, um die Hämodilutionsparameter nicht zu beeinflussen; intraoperativ wurden sie nach Volumenbedarf infundiert. In Serie II (Fälle 22-46) wurde jegliche Verwendung von Dextranen vermieden.

Die anaesthesiologische Überwachung umfaßte die Messung des arteriellen Blutdrucks alle 5 min, in Serie II blutig über ein Stathamelement Typ P 23Db, zentrale Venendruckmessung über eine kommunizierende Wassersäule alle 20 bis 30 min und zu den Meßzeiten ohne Beatmung nach Nullpunktabgleichung gegen die vordere Axillarlinie, Herzfrequenz und EKG-Extremitätenableitungen über den Monitor, Diurese über Blasenkatheter stündlich oder zu den Meßzeiten. Die Rectaltemperatur wurde mit dem Thermoelement kontrolliert.

4.3. Durchführung der akuten normovolämischen Hämodilution

4.3.1. Zugänge

Über die rechte Vena jugularis interna wurden zwei Venenkatheter vorhofnah, ein dritter dicker Katheter zur Blutentnahme vorhoffern in die obere Hohlvene eingebracht. Für arterielle Blutentnahmen und blutige Druckmessung wurde bei der Mehrzahl der Patienten die A.radialis mit einer Medicut-Plastiknadel kanüliert.

4.3.2. Blutaustausch

Nach Ermittlung der Ausgangswerte wurde die Blutentnahme in Fenwal-Beutel (Travenol, München) mit ACD-Stabilisator und einem Fassungsvermögen von 500 ml begonnen. Durch eine Federwaage war zu jeder Zeit die Entnahmemenge bekannt. Synchron und normovolämisch wurde bei den Patienten 1-22 (Serie I) 6%iges Dextran 60 (Macrodex, Knoll AG, Ludwigshafen) und PPL (Plasma-Proteinlösung, DRK-Blutspendedienst Niedersachsen, Springe) zu gleichen Teilen infundiert. PPL enthält 4 g Protein, davon über 95% Albumin und 3% Glucose.

Bei den Fällen 23-46 (Serie II) wurde mit 5% Humanalbumin normovolämisch substituiert. Dazu wurden je 500 ml Blutentnahme, 125 ml des verfügbaren 20%igen Humanalbumins (Kabi, München) in 50 ml Spritzen langsam injiziert, daneben 375 ml Sterofundin (Braun, Melsungen) infundiert.

Nach 1000 ml Blutaustausch wurde eine Zwischenmessung durchgeführt. Bei Hämatokritwerten von 30% und darüber wurden weitere 1000 ml ausgetauscht. Bei Hk < 30% wurden bei stabiler Kreislauflage noch 1000 ml, meist nur 500 ml, in Einzelfällen keine weitere Blutentnahme durchgeführt. In Serie II wurde ein resultierender Hämatokrit von 26-27% angestrebt.

Tabelle 1. Übersicht

m/w	Alter	Größe cm	Gewicht kg	Aust. Vol.	Hämatokrit Vortag /vor HD	nach HD /minim.	nach Retransf.	hypert. Reakt.	ST- Senkg.	periph. Durchbl. 6>1 Tiefstwert	Gesamt- verträg- lichkeit
1 m	67	173	87	1600	45/43	26	35	+	+	1	schlecht
2 w	66	160	70	1000	42/36	27	26	-	(+)	5	ausr.
3 m	59	171	68	1500	46/36	25	27	(+)	+	3	schlecht
4 w	59	157	69	1500	44/35	23	34	-	(+)	3	ausr.
5 m	59	177	79	2000	48	30	41	-	-	4	gut
6 m	54	162	65	1400	41/38	24/22	29	-	-	3	ausr.
7 m	56	174	81	2000	44/36	24	31	+	+	3	schlecht
8 w	65	151	60	1000	37/31	20	29	+	-	3	gut
9 m	53	157	50	1000	45/35	26	27	-	+	2	schlecht
10 w	53	157	68	1400	37	20	32	+	-	5	gut
11 w	64	153	63	1000	41/37	22/20	25	-	+	5	gut
12 m	57	164	61	2000	37/32	22/20	24	(+)	+	3	schlecht
13 w	60	160	63	2000	43/35	23/22	27	-	+	3	ausr.
14 m	61	169	76	2000	43/37	24/22	35	+	+	2	schlecht
15 w	20	160	47	1500	40/34	20	29	-	-	4	gut
16 w	46	162	60	1500	44/33	23	28	-	(+)	2	schlecht
17 m	20	184	74	2000	41	23	34	-	-	3	gut
18 m	59	178	70	2000	44/41	26	34	(+)	(+)	4	gut
19 m	49	154	61	2000	42/40	23	37	-	(+)	3	ausr.
20 w	39	160	69	2000	39/36	20	31		-	3	gut
21 m	53	172	79	2000	46/42	25	28	+	(+)	2	schlecht
22 m	49	178	85	2000	51/44	27	34	+	-	3	ausr.
x̄	53,1	165	68,4	1654	42,7/37,6	23,8	30,7				Mittelwerte Serie I
S_x̄	2,7	2,0	2,2	84	0,8/0,9	0,6	0,8				
23 w	39	158	78	2000	39/37	22	33	+	-	2	ausr.
24 m	63	172	76	2000	42	23	36	(+)	-	3	ausr.
25 w	27	159	77	1500	38	23	35	-	-	3	ausr.
26 m	66	178	81	2000	46	31/26	34	(+)	-	3	gut
27 m	55	182	76	2000	45	33/29	40	+	-	3	gut
28 m	51	178	63	2000	42	26/24	35	(+)	(+)	3	gut

Tabelle 1 (Fortsetzung)

29	w	24	163	46	1500	49/36	19	26	–	(+)	2,5	ausr.
30	m	48	179	71	2000	47	30	3)	(+)	–	2,5	gut
31	m	37	167	71	2000	49	30	45	+	–	4	gut
32	w	61	173	84	1500	40	28	31	–	+	2	gut
33	w	54	162	73	2000	46	27	40	–	(+)	3,5	gut
34	m	62	165	66	1000	36/33	23	29	(+)	+	3,5	schlecht
35	m	63	181	95	2700	46	28	36	–	–	2	gut
36	m	62	165	53	1000	36	24	30	–	–	3	gut
37	m	51	178	74	2000	42/40	26	30	–	–	3	gut
38	w	34	160	65	1200	38	21/18	26	–	–	2,5	ausr.
39	m	54	172	64	2000	42	27	34	+	+	3	ausr.
40	m	65	184	58	2000	44/40	24	28	+	+	3	schlecht
41	m	58	170	65	1800	45/39	24/22	33	+	+	3	ausr.
42	m	34	182	80	2500	45	27/25	35	+	–	3	gut
43	m	23	183	72	2500	48	29	33	+	–	3	gut
44	m	38	164	72	2500	44	27	33	(+)	–	2,5	gut
45	w	67	165	70	2000	42	24/18	29	(+)	(+)	2,5	gut
46	w	44	160	63	2000	38	20/18	28	–	–	2	gut

$\bar{x}$	29m	49,2	170,1	70,5	1904	42,9/41,2	25,5	33,3	Mittelwerte Serie II
$s_{\bar{x}}$	17w	2,9	1,8	2,1	90	0,8/0,9	0,7	1,0	

Mittelwerte $\bar{x} \pm S_{\bar{x}}$ für n = 46

Alter	Größe	Gewicht	Austauschvol.		Hämatokrit	
				Vortrag/vor HD	nach HD	nach Retransfusion
51,2	167,6	69,5	1785	42,8/39,4	24,8	32,0
2,1	1,1	1,4	65	0,5 0,7	0,5	0,7

In der Übersichtstabelle werden die Mittelwerte für Serie I (Macrodex und PPL) und Serie II
(HA 5%) getrennt aufgeführt, da bezüglich des Hämatokritverhaltens und des Austauschvolumens
signifikante Unterschiede bestehen, die sich auch im Kreislaufverhalten (Tabelle 3) auswirken.
Der Hämatokrit vor HD lag durch Volumeninfusion bei der Narkoseeinleitung oft wesentlich unter
dem Hk des Vortages, besonders in Serie I.
Für den Hk-Tiefstwert werden nur die Fälle aufgeführt, in denen nach HD noch ein Abfall um
2% oder mehr auftrat.

4.3.3. Meßzeiten

Nach Narkoseeinleitung, Legen der Zugänge und Eichen der Meß-
instrumente wurde die Messung der o.g. Parameter vor der Hämodilution "vor HD" durchgeführt, die Zwischenmessung "während HD"
erfolgte nach 1000 ml Blutaustausch, die Messung "nach HD" nach
Austausch von 1500 bzw. 2000 ml, in Einzelfällen 2500 ml Eigenblut. Mußte die Entnahme auf 1000 ml beschränkt bleiben, wurde
die Zwischenmessung "während HD" zum Meßpunkt "nach HD" umbenannt.
Die Messung "Op-mitte" erfolgte in der Mitte der geschätzten Ope-
rationsdauer und lag 2-4 Std, die Abschlußmessung "Op-ende"
zwischen 3 und 7 Std nach dem Ende der Hämodilution. Somit liegen
Meßergebnissse zu folgenden Zeiten vor:

vor HD
während HD
nach HD
Op-mitte
Op-ende

4.3.4. Eigenblutkonservierung - Retransfusion

Die Eigenblutkonserven wurden bei Raumtemperatur aufbewahrt. Bis
Op-mitte wurden Blutverlust oder Volumenbedarf mit Plasmaexpandern
substituiert. Mit 10 Ausnahmen wurde die Retransfusion erst nach
Op-mitte begonnen. Die Eigenblutkonserven wurden in der umge-
kehrten Reihenfolge der Entnahme entsprechend dem Blutverlust
retransfundiert. Bei geringem Blutverlust wurden die verbliebenen
1-2 Blutkonserven erst postoperativ, jedoch noch am Abend des
Op-Tages retransfundiert.

4.4. Kreislaufuntersuchungen

4.4.1. Druckmessungen

Die arterielle Blutdruckmessung nach RR bzw. in Serie II blutig
und die zentralvenöse Druckmessung wurden als anaesthesiologische
Überwachung (4.2) schon erwähnt. Der Pulmonalarteriendruck (PAP)
wurde über einen Swan-Ganz-Katheter mit Spitze im rechten Pulmo-
nalishauptstamm mittels eines Statham-Elements und einer oscillo-
graphisch anzeigenden Meßbrücke (Fa.Hellige) gemessen und auf
einem 4-Kanalschreiber (Fa. Hellige) registriert. Als Nullpunkt-
abgleich wurde die vordere Axillarlinie genommen, es wurden die
inspiratorischen Werte bei Beatmung gemessen. Der linke Vorhof-
druck (LAP) wurde nach Blockierung der A.pulmonalis für 15-30 sec
mit dem Ballon an der Spitze des Swan-Ganz-Katheters über den
Lungenkeildruck gemessen.

4.4.2. Herzzeitvolumen

Die Messung des Herzzeitvolumens erfolgte bei 43 der 46 Patienten
mit der 1953 von FEGLER (32) inaugurierten Kälteverdünnungsmethode

(75, 115) unter Verwendung eines 4-kanaligen Swan-Ganz-Katheters
(34), der von der rechten V.jugularis interna unter Bildwandler-
kontrolle in die rechte A.pulmonalis vorgeschoben wurde. Als
Indikator wurden 10 ml einer 5%igen Glucoselösung von Raumtemperatur injiziert (31). Die Indikatortemperatur wurde über ein um-
gebendes Wasserbad kontinuierlich von einem zweiten Thermistor
registriert. Die Injektatöffnung des Katheters lag vorhofnah in
der oberen Hohlvene. Der Abstand zum Themistor betrug 28, bei
den neueren Katheterserien 25 cm. Zu den Meßzeiten wurden 5 HZV-
Messungen durchgeführt, der Maximal- und Minimalwert verworfen
und die Ergebnisse gemittelt. Die sofortige Auswertung der Tem-
peratur-Zeit-Kurven erfolgte durch einen an den Thermistor ge-
koppelten Analogrechner (Cardiac-Output-Computer, Devices Ltd.,
Welwyn Garden City, Hertfortshire/England), der auf eine Integrationszeit von 25 sec eingestellt war (14). Während der HZV-
Messungen wurden alle fremden Kältezuflüsse, alle Infusionen
abgestellt. Für den Hämatokritwert wurde kein Korrekturfaktor
eingesetzt. Die absolute Meßgenauigkeit der Thermistoren wurde
mit einem geeichten Quecksilberthermometer geprüft: die Abweichungen betrugen im Temperaturbereich von 37°C bei den 6 verschiedenen Kathetern zwischen 0,5 und 3°C. Die elektronische
Zuverlässigkeit des Analogrechners wurde mittels einer Eichbox
durch eine elektrische Reizeingabe gesichert.

4.4.3. Blutvolumen

Mit der Indium-113m-Transferrin-Methode wurde das totale zirkulierende Blutvolumen bestimmt (70). Ein Radioaktivitätsbolus von
3 mCI in 0,5 ml Volumen wurde in die obere Hohlvene appliziert.
Nach 10 min wurde eine Blutprobe von 2 ml entnommen, deren Ge-
samtaktivität im Bohrloch ausgezählt wurde. Der physikalische
Zerfall des Indiums 113 m wurde durch entsprechende Korrektur
berücksichtigt. Der in der Blutprobe enthaltene Anteil der injizierten Dosis wurde berechnet nach der Formel:

$$TBV = \frac{Vol_{Inj} \cdot Konz_{Blut}}{Konz_{Inj}}$$

4.4.4. Periphere Durchblutung

Die Extremitätendurchblutung wurde mit der von BARBEY und BARBEY
(6) angegebenen Venenverschlußplethysmographie (VVP) mit einem
Vasoskript (Boucké, Tübingen) jeweils zu den Meßzeiten am rechten
Unterarm gemessen. Wegen Abdeckung des Operationsgebietes konnte
die Messung nicht am Unterschenkel durchgeführt werden.

In Serie II wurde die Hauttemperatur an der Fingerbeere am ausge-
lagerten linken Arm mit einem Thermoelement kontinuierlich gemessen und zu den Meßzeiten registriert.

Die Hautdurchblutung an den Händen wurde bei allen untersuchten
Patienten klinisch sensorisch jeweils von 2 Untersuchern zu den
Meßzeiten beurteilt und anhand einer klinischen Graduierung
bemessen:

6 = warm
5 = weniger warm
4 = deutlich abgekühlt
3 = kalt
2 = kalt mit verzögertem Kapillarpuls (Fingernagel)
1 = kalt und cyanotisch

4.4.5. Strömungswiderstand

Der totale periphere Widerstand (TPR) wurde errechnet aus dem
Mitteldurck minus ZVD, dividiert durch das HZV (110). Durch
Multiplikation des Quotienten mit 80 errechnet sich der Widerstand
in der Einheit dyn·sec·cm^{-5}. Der Mitteldruck wurde errechnet aus
syst. + diast. + diast. Blutdruck, dividiert durch 3 (15a). Analog
wurde der pulmonale Gefäßwiderstand errechnet nach Subtraktion des
linksatrialen Drucks vom PAP-Mitteldruck.

4.4.6. Hirndurchblutung

Die Hirndurchblutung wurde bei 10 Patienten (1, 3-11) mittels der
Xenon-133-Verschwinderate nach intraarterieller Injektion eines
Aktivitätsbolus von 3 mCi in 1 ml Volumen in die A.carotis unter
Verwendung eines Spezialkollimators für die graue, weiße und
Gesamtsubstanz bestimmt (49, 56), in einigen Fällen nur temporal.

4.5. EKG

Für die EKG-Registrierung stand bei den Hämodilutionen 1-10 und
17-25 die Extremitätenableitung zur Verfügung, die über das
Oscilloskop fortlaufend beobachtet wurde und zu den Meßzeiten
auf einem 1-Kanalschreiber registriert wurde. Bei allen anderen
Fällen wurden EKGs mit einem 6-Kanalschreiber (Mingograph-
Cardirex 6T, Siemens AG, Erlangen) mit Extremitäten- und Brustwandableitungen zu den Meßzeiten und nach Bedarf zwischenzeitlich
abgeleitet.

4.6. Laboruntersuchungen

4.6.1. Hämatokrit

Der Hämatokrit wurde sofort nach Blutentnahme in heparinisierten
Kapillarröhrchen nach 4 min Zentrifugation in einer Mikrohämato-
krit-Zentrifuge (Hawksley, London) bestimmt ohne Anwendung eines
Korrekturfaktors (95). Die prä- und postoperativen Blutbildanaly-
sen wurden durch einen Coulter-Counter (Modell S, Firma Coulter
Electronics, Hialeah, Fla./USA) angefertigt.

Tabelle 2. Art der Eingriffe unter
Hämodilution (n = 46)

Rectum-Amputation	5
Anteriore Rectumresektion	11
Abdominelle Rectumfixation	2
Resektion am Colon	8
(Sigmares. 3, Hemicolektomie 2, Ileocoecalres. 1, Proctocolekt. 2)	
Gastrektomie u. Kardia	3
Pankreas	2
Abdominelle Sekundäreingriffe	4
Magennachresektion	1
Cystisches großes Gallengangadenom	1
Magenresektion B II	4
Vagotomie + Pyloroplastik	2
Retroperitonealer Tumor ekt.	3

4.6.2. Blutgase

Die Blutgasanalysen erfolgten aus heparinisiertem und sofort
eisgekühltem Blut auf einem Astrup-Gerät (Typ ABC1, BMS2, Radiometer, AS, Kopenhagen). Gemessen wurden pO_2, pCO_2 und pH-Wert
des arteriellen und in 33 Fällen auch des zentralvenösen Blutes.
Die Auswertung der anderen Blutgaswerte erfolgte auf Siggard-
Andersen-Nomogrammen. Die Sauerstoffsättigung ($HbSO_2$) wurde mit
dem Blood Gas Calculator (Typ BCG1, Radiometer AS, Kopenhagen)
ermittelt (109 b). Der Sauerstoffgehalt HbO_2 wurde rechnerisch
ermittelt:

$$HbO_2 = \frac{HbSO_2 \cdot Hb \cdot 1,34}{100}$$

Die $AVDO_2$ wurde errechnet als Differenz des arteriellen und
venösen Sauerstoffgehaltes in Vol% (ml/100 ml).

4.6.3. Gerinnungsuntersuchungen

Die subaquale Blutungszeit wurde am Ohrläppchen bei Verwendung
von Wasser bei Raumtemperatur bestimmt. Die Bestimmung des Quick-
Wertes, der partiellen Thromboplastinzeit (PTT) und Thrombinzeit
(TZ) sowie der Einzelfaktoren FII, FV und FX erfolgte mit Reagenzien der Behringwerke, FVIII mit Reagenzien der Firma DADE,
die Fibrinbestimmung mit Reagenzien der Firma Boehringer - Mann-
heim nach den jeweils dazu angegebenen Methoden.

Die Thrombelastogramme (TEG) wurden auf einem Thrombelastographen
(Firma Hellige) angefertigt. Die Thrombocytenadhäsivität wurde
nach der Methode Poliwoda-Jacobi (59) bestimmt.

4.6.4. Serumanalysen

Die präoperativen Laborwerte wurden im Mehrfachanalyser (SMA
Programm 12/60, Firma Technicon, Dublin) durchgeführt. Die intra-

operativen Elektrolytbestimmungen erfolgten auf einem Flammen-
photometer (Instrumentation Laboratory Inc., Boston, Mass.).

4.6.5. Freies Hämoglobin

Die Bestimmung erfolgte photometrisch (53), wobei Werte bis 100
mg/l als normal gelten.

4.6.6. Katecholamine

Die Bestimmung erfolgte bei den Fällen 28-46 aus HCl-angesäuerten
Urinproben, die in Stundenportionen bzw. fraktioniert zwischen den
Meßzeiten gesammelt wurden. Die Untersuchung wurde in einer Modi-
fikation der Trihydroxyindol-Methode (30) durchgeführt.

4.7. Klinische Nachuntersuchung

Bei allen Patienten wurden in der ersten Woche täglich zweimalige
Routinekontrollen meist mit Blutdruckmessung durchgeführt. Bei
den Patienten der Serie I wurde ein klinischer Suchtest nach
Beinvenenthrombosen durchgeführt.

4. 8. Statistik

Die statistischen Signifikanzberechnungen erfolgten nach dem
Student t-Test. Im Text und in den Tabellen wird zu den Mittelwerten ($\bar{x}$) die Standardabweichung des Mittelwertes ($S_{\bar{x}}$) angegeben.
In den graphischen Darstellungen werden die Mittelwerte $\bar{x} \pm 2S_{\bar{x}}$
dargestellt, was näherungsweise dem Vertrauensbereich von ¯5%
entspricht.

5. ERGEBNISSE

5.1. Hämodilution

5.1.1. Austauschvolumen

Im synchronen normovolämischen Ersatz mit Plasmaexpandern wurden
den Patienten zwischen 1000 und 2500 ml Eigenblut entnommen,
entsprechend 2-5 Konserven. In Serie I (Ersatz mit Dextran 60
und PPL) betrug das mittlere Austauschvolumen 1654 ml, in Serie II
(Ersatz mit Humanalbumin 5%) 1930 ml (Tabelle 1). Das mittlere
Austauschvolumen für das Gesamtkrankengut berechnet sich mit
1785 $\pm$ 65 ml.

5.1.2. Hämatokritabfall

Der Hämatokrit wurde im Mittel aller Patienten von 39,4 $\pm$ 0,7 auf
24,8 $\pm$ 0,5% gesenkt. In Serie I entstand bei einem präoperativen
Ausgangswert von durchschnittlich 42,7% am Tage vor der a.n.H.
durch Volumenabgabe bei der Narkoseeinleitung ein Hämatokritabfall
um 5,1 auf 37,6% vor der Hämodilution. Dieser Hk von 37,6 $\pm$ 0,9
wurde durch die Dilution auf 23,8 $\pm$ 0,6 nach HD gesenkt. In Serie
II wurde der Hämatokritwert von durchschnittlich 41,2 $\pm$ 1,0 auf
25,8 $\pm$ 0,6 nach HD gesenkt. Der Hämatokrit fiel danach bei 12
Patienten um 2% und mehr auf den Minimalwert (Tabelle 1), der in
der Regel bei Op-mitte lag, nachdem der initiale Blutverlust durch
Plasmaexpander substituiert worden war. Die Hämatokritwerte im
Verlauf der Dilution und Operation sind in Tabelle 3 angegeben.
Der Hämatokritabfall je Konserve wurde bei 6 Patienten ermittelt
(Tabelle 11).

5.2. Kreislaufverhalten

5.2.1. Drucke und Herzfrequenz

Bei der Darstellung der Mittelwerte (Tabelle 3) zeigten sich die
Kreislaufparameter nach den gemessenen Druckwerten und der Herz-
frequenzen während der Hämodilution in Serie I (Abb. 3) sowie in
Serie II (Abb. 4) stabil. Erst in der nachfolgenden Zeitspanne,
meist schon vor Beginn der Operation, stellten sich Veränderungen
ein.

Der systolische Blutdruck (Tabelle 3) fiel während der a.n.H. im
Mittel aller Fälle von 118 $\pm$ 2,8 auf 115 $\pm$ 4,0 mmHg. Dieser Ab-

Tabelle 3. Kreislaufverhalten und Hämatokritverlauf
$(\bar{x} \pm S_{\bar{x}})$

	vor HD	während	nach HD	Op-mitte	Op-ende
Blutdruck RR systol.	118	114	115	136	137
	2,8	2,8	4,0	5,0	3,7
RR diastol.	72	68	63	68	72
	1,6	1,5	1,4	2,1	1,7
Herzfrequenz	68	68	69	89	83
	1,4	1,5	1,6	2,0	1,9
Zentraler Venendruck	7,6	8,7	9.5	7.7	8,7
cmH$_2$O	0,6	0,7	0,7	.0,8	0,7
Pulmonalarteriendruck systol.(mmHg)	26,1	28,4	30,2	28,2	31,7
	0,8	1,1	1,1	1,6	1,7
Herzzeitvolumen	4,4	5,3	6,0	6,6	6,8
	0,14	0,2	0,2	0,2	0,24
%	100	121	136	150	155
Serie I	5,0	6,0	6,6	6,9	6,9
	0,2	0,4	0,3	0,3	0,3
%	100	120	132	138	138
Serie II	3,9	4,8	5,5	6,4	6,7
	0,2	0,2	0,2	0,3	0,4
%	100	123	141	164	172
periphere Durchbl. (klin. Grad. 6 > 1)	5,7	5,2	4,4	3,4	3,1
	0,1	0,1	0,2	0,1	0,1
Hämatokrit	39,4	31,5	24,8	25,8	28,3
	0,7	0,7	0,5	0,7	0,7
Serie I	37,6	29,7	23,8	25,7	27,7
	0,9	0,8	0,6	1,1	1,1
Serie II	41,2	32,5	25,8	26,0	29,1
	0,9	0,9	0,8	1,0	0,9

fall ist weder im Gesamtkrankengut (Abb. 5) noch ist der entsprechende Abfall in den beiden Serien I und II signifikant. In der Operationsphase stieg der systolische Blutdruck an und lag bei Operationsmitte und -ende mit 136,1 ($p < 0,05$) bzw. 136,9 $\pm$ 3,7 mmHg ($p < 0,01$) signifikant über dem Ausgangswert. Der Blutdruckanstieg in Serie I (Abb. 3) auf 131 $\pm$ 7,7 bei Op-mitte ist nicht ($p > 0,05$), auf 133 $\pm$ 0,6 mmHg ($p < 0,05$) bei Op-ende ist signifikant. Deutlicher ist die Blutdrucksteigerung auf 147 $\pm$ 7,1 mmHg bei Op-mitte in Serie II (Abb. 4). Bei Fortlassung der Patienten mit hypertoner Reaktion beträgt der Blutdruck bei Op-mitte im Mittel noch 132 $\pm$ 4,7 mmHg; schon dieser Anstieg ist gegenüber dem Ausgangswert von 119 $\pm$ 3,5 mmHg in Serie II signifikant ($p < 0,05$).

Der Blutdruckanstieg in den Mittelwerten wird im wesentlichen bedingt durch ausgeprägte Blutdrucksteigerungen bei mehreren

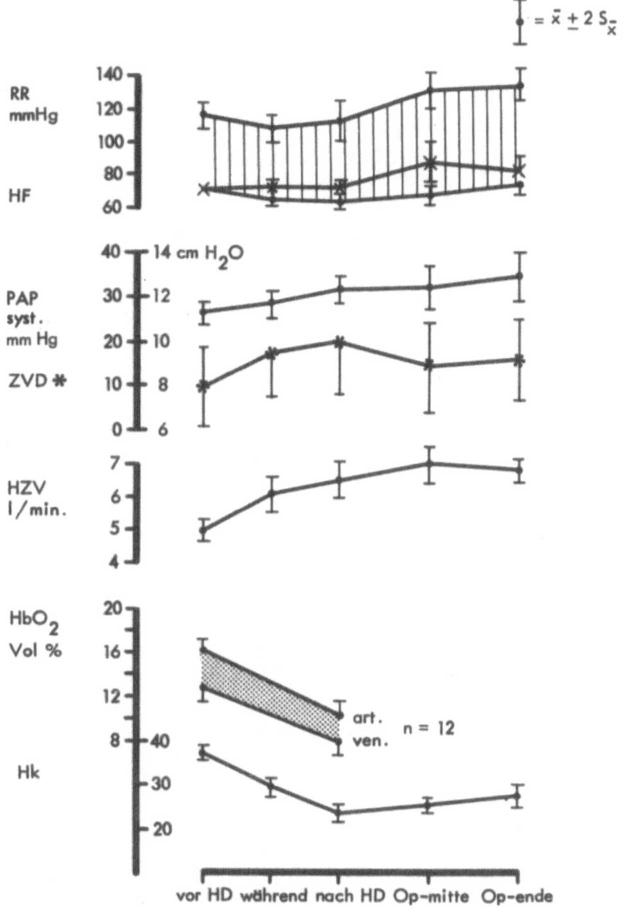

*Abb. 3. Kreislaufverhalten in Serie I (Dextran 60 und PPL)
(n = 22). Bei relativer Stabilität von Blutdruck (RR), Herzfrequenz (HF), Pulmonalarteriendruck (PAP) und zentralem Venendruck (ZDV) steigt das Herzzeitvolumen (HZV) im Verlauf der
a.n.H. mit sinkendem Hämatokrit. Die Ausgangswerte von HZV und
Hk sind durch volumenwirksame Infusionen (hypervolämische
Hämodilution) beeinflußt. Der Sauerstoffgehalt (HbO₂) des
Blutes fällt entsprechend dem Hk. Die venöse Ausschöpfung
nimmt gering zu, aber die AVDO₂ fällt. Nach Abschluß der a.n.H.
kommt es in den Mittelwerten nur zu geringgradigen Kreislaufveränderungen*

Einzelfällen. Bei 15 Patienten traten meist im Verlauf einer
halben Stunde nach Dilutionsende, teilweise erst im späteren
Verlauf der Operation systolische Blutdrucksteigerungen von mehr
als 50 mmHg auf. Diese Fälle sind in Tabelle 1 unter "hypertone
Reaktion" mit + markiert. In Tabelle 1 steht (+) für die Blutdruckanstiege, die weniger als 50 mmHg betrugen, oder für die
andere Ursachen (vgl. Diskussion) erkenntlich waren. Einige Fälle

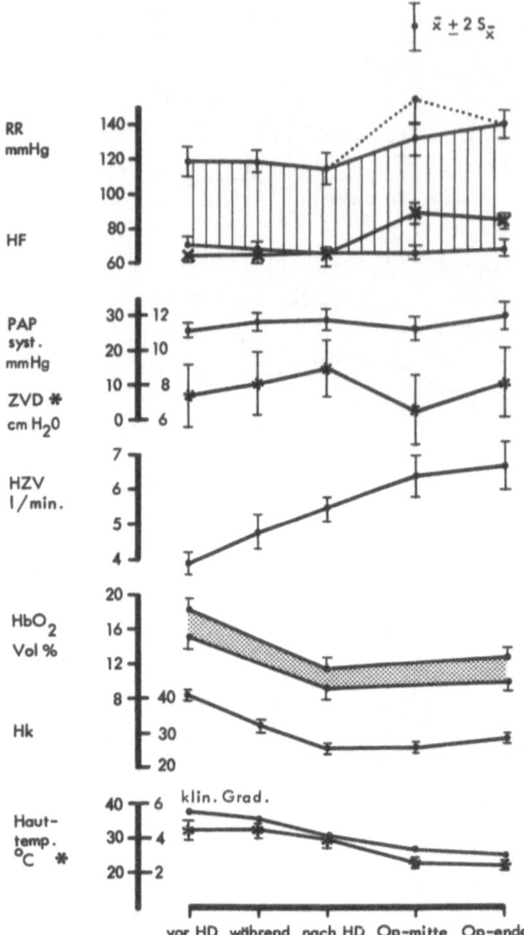

Abb. 4. Kreislaufverhalten in Serie II (Humanalbumin 5%) (n = 24). Bei relativer Stabilität von Drucken (RR, ZVD, PAP - siehe Abb. 3) und Herzfrequenz (HF) steigt das Herzzeitvolumen (HZV) mit sinkendem Hämatokrit im Verlauf der a.n.H. Erst später kommt es in den Mittelwerten zu geringgradigen Kreislaufveränderungen, die nicht durch den Viskositätsabfall erklärbar sind. Die punktierte Linie zeigt den systolischen Blutdruck bei Op-mitte für die Fälle mit Unverträglichkeit (p< 0,05). Der Sauerstoffgehalt des Blutes (HbO₂) sinkt mit dem Hk. Die venöse O₂-Ausschöpfung nimmt gering zu, während jedoch die AVDO₂ unter der a.n.H. fällt. Im unteren Abschnitt ist der Abfall der Fingertemperatur im Vergleich zur klinischen Graduierung aufgezeigt

mit besonders ausgeprägtem Blutdruckanstieg sind beispielhaft in Tabelle 4 aufgeführt. Die Abb. 6-8 zeigen Einzelfälle, die bei Ende der a.n.H. oder unmittelbar danach eine hypertone Reaktion entwickelten.

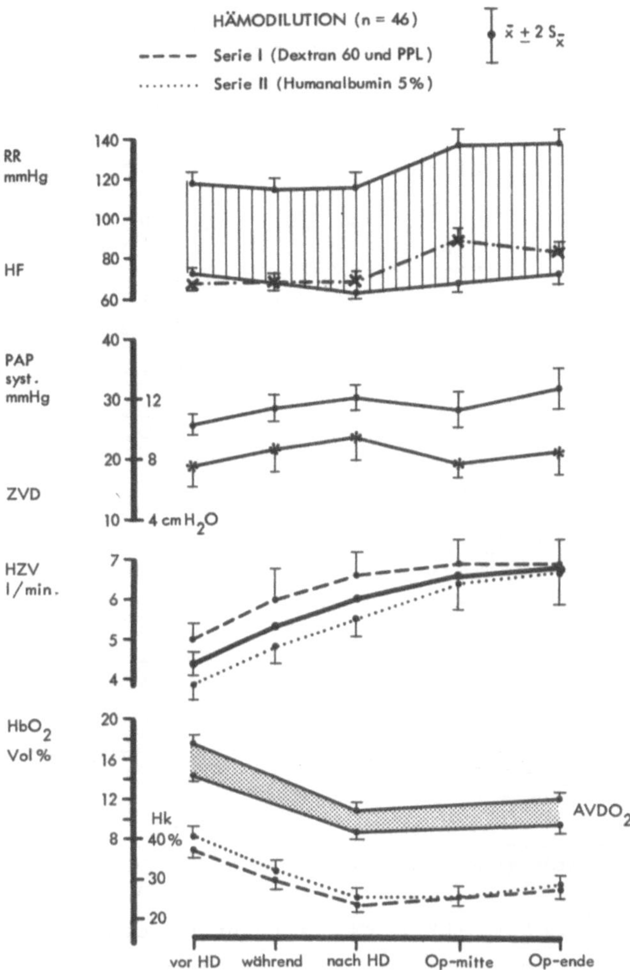

Abb. 5. Kreislaufverhalten, Hämatokrit und O_2-Gehalt des Gesamtkrankengutes. Bei stabilen Drucken (vgl. Abb. 3 und 4) kommt es mit sinkendem Hämatokrit zu einer Steigerung des HZV, die die verringerte AVDO2 kompensiert. Hämatokrit und HZV sind für die beiden Serien getrennt dargestellt. Durch volumenwirksame Infusionen bestand in Serie I ein erhöhter HZV-Ausgangswert und entsprechend erniedrigter Hämatokrit. In Serie II ist dagegen der Ausgangswert auffallend niedrig (siehe Text)

Wenn die Blutdruck-Spitzenwerte zwischen die Meßzeiten fielen, wurden sie auf die jeweils folgende Meßzeit übertragen.

Da die erhöhten Blutdruckwerte sich ferner oft auf verschiedene Meßzeiten verteilen, sind sie von relativ geringem Einfluß auf die Mittelwerte. Erst bei Gegenüberstellung einer kleinen Fallgruppe (n = 8) mit ausgeprägtem Blutdruckanstieg (Tabelle 4) zeigt sich eine eindeutige Signifikanz gegenüber den Mittelwerten des Gesamtkollektivs (Abb. 9).

Tabelle 4. Druckverhalten bei hämodynamischer Reaktion

Blutdruck

Pat.	vor HD	während	nach HD	30 min n.HD	Op-mitte	Op-ende
1	125/80	130/90	140/80	180/70	230/80	170/80
7	110/60	120/70	140/70	180/60	160/80	140/90
10	160/90	130/70	130/80	170/90		160/90
21	110/70	105/70	105/70	190/80	230/100	190/90
27	100/70	140/75	110/70	140/70	160/70	165/80
40	120/60	140/60	210/75	250/80	150/60	120/70
41	125/75	120/60	130/60	190/90	150/60	190/80
43	110/70	115/70	120/60	160/60	180/60	160/65
$\bar{x}$ systol. $\pm s_{\bar{x}}$	120 + 6	125 + 4	136+12	183+11	180+13	161+10
$\bar{x}$ systol. $\pm s_{\bar{x}}$	72 + 3	71 + 3	71 + 3	75 + 4	73 + 6	81 + 3

Vergleich zum Gesamtkrankengut p>0,05 p≠0,001   p<0,001   p<0,01
Die unterstrichenen Werte zeigen den Zeitpunkt des ersten
Druckanstiegs.

Pulmonalarteriendruck

Pat.	vor HD	während	nach HD	30 min n.HD	Op-mitte	Op-ende
7	29/15	30/16	39/20	42/22	32/16	34/16
10	22/12	32/12	40/20			44/-
21	27/15	29/15	29/14	42/20	46/24	40/28
27	32/18	50/20	48/20			
40	24/11	23/12	34/18		20/14	18/12
41	23/12	24/12	34/18		12/ 6	16/ 8
43	23/14	23/12	22/13		24/14	33/14
$\bar{x}$ systol $\pm s_{\bar{x}}$	26+1,4	30+3,6	35+1,1		27+5,7	31+4,7
$\bar{x}$ systol $\pm s_{\bar{x}}$	14+0,9	14+1,2	17+1,1		17+1,9	15+3,4
			39+2,6 *			

Vergleich zum Gesamtkrankengut   p>0,05
                                 p<0,01*

*) nur Fälle mit bereits eingetretenem PAP-Anstieg

Zentraler Venendruck

Pat.	vor HD	während	nach HD	30 min n.HD	Op-mitte	Op-ende
1	15	17	18	17	20	18
7	16		20	20	7	9
10	5	10	8	12		11
21	4	8	7	6	14	6
27	10		10	6	6	12
40	4	6	7	9	7	2
41	8	8	11	4	3	4
43	8	9	10	13	3	7
$\bar{x}$	8,8	9,7	11,4	10,9	8,6	8,6
$s_{\bar{x}}$	1,7	1,6	1,8	2,0	2,4	1,8

vgl. Anmerkung Tabelle 5

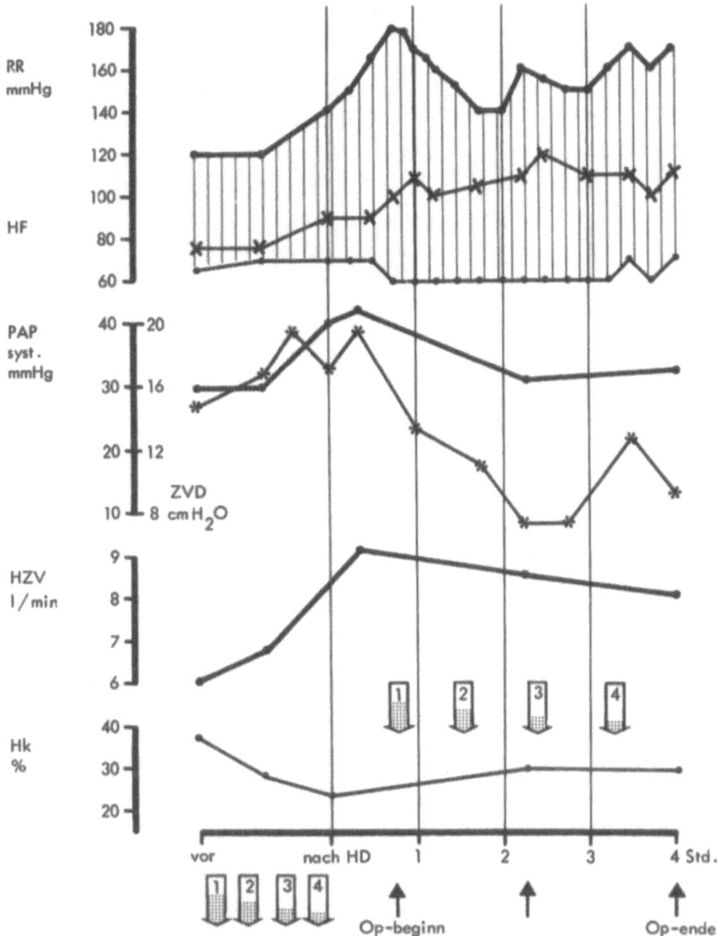

Abb. 6. Einzelfall (♂ 57J) mit hypertoner Kreislaufreaktion. Schon in der zweiten Dilutionsphase kam es zu einem Blutdruckanstieg mit besonders erhöhter Amplitude. Der Frequenzanstieg war gering und gegenüber dem Druckanstieg verzögert. Deutlicher Anstieg auch des Pulmonalarteriendrucks (PAP) und des Herzzeitvolumens. Der HZV-Anstieg war unproportional im Vergleich zur Hämatokrit- bzw. Viscositätssenkung. In diesem Fall wurde die Retransfusion des Eigenblutes schon frühzeitig und in der Reihenfolge der Entnahme begonnen, um genügend Sauerstoffträger zurückzugeben. Der chirurgische Eingriff war eine Sekundärlaparotomie mit Choledochusrevision

Bei vier Patienten kam es intraoperativ zu einem Blutdrucksturz, teilweise aus einer hypertonen Situation heraus, wie in Abb. 7 dargestellt.

Die diastolischen Blutdruckwerte zeigen einen geringen Abfall. Dadurch ist die Steigerung der Blutdruckamplitude besonders ausgeprägt.

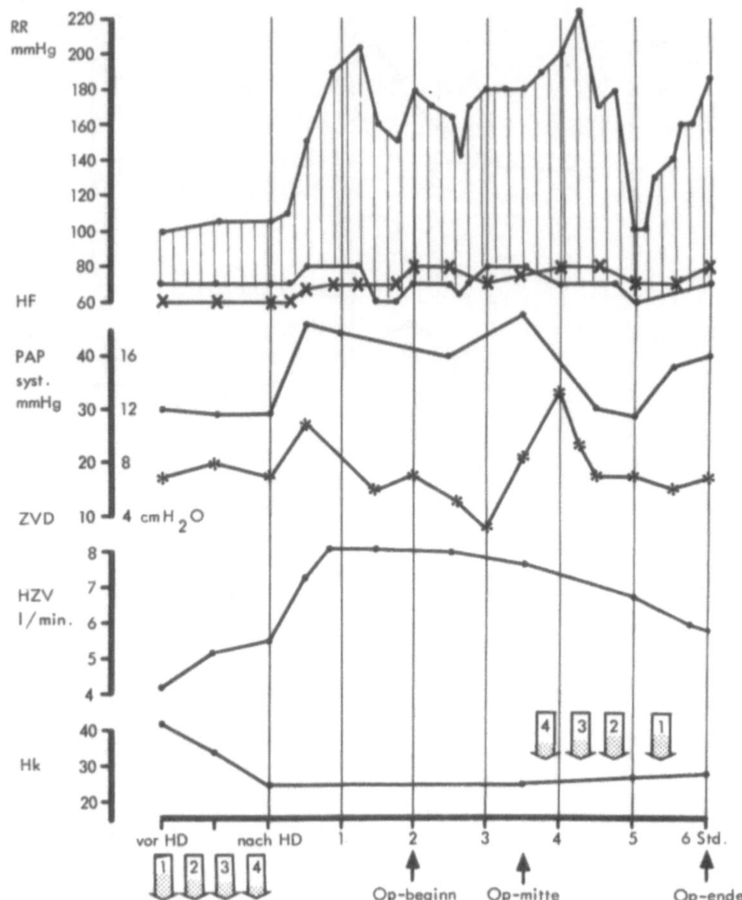

Abb. 7. Einzelfall mit hypertoner Reaktion. (♂ 53 J., tiefe anteriore Rectumresektion). 15 min nach Abschluß der a.n.H. kam es zu einem drastischen Anstieg von Blutdruck, Pulmonalarteriendruck und Herzzeitvolumen. Synchron dazu verlief eine ausgeprägte periphere Vasoconstriction. Der Operationsbeginn wurde verschoben, um die Reaktion nicht noch durch den Op-Streß zu beeinflussen. Durch Narkosevertiefung wurde eine geringe, aber nicht entscheidende Besserung der hypertonen Reaktion erzielt. Im späteren Verlauf der Operation kam es zu einem raschen Blutdruckabfall, der als verringerte Kompensationsbreite gedeutet wird

Die <u>Herzfrequenz</u> blieb während der Hämodilutionsphase in den Mittelwerten stabil (Tabelle 3), in Serie I betrug sie vor und nach HD 72 ± 2,5/min, in Serie II stieg sie von 65 ± 1,8 auf 66 ± 1,8. Bei Op-mitte wurde mit 88 bzw. 89/min in beiden Gruppen der höchste Wert erreicht. Diese Erhöhungen sind statistisch signifikant (p< 0,05).

Bei 9 Patienten der Serie I und ebenso vielen der Serie II kam es innerhalb einer Stunde nach Abschluß der Dilution oder erst im

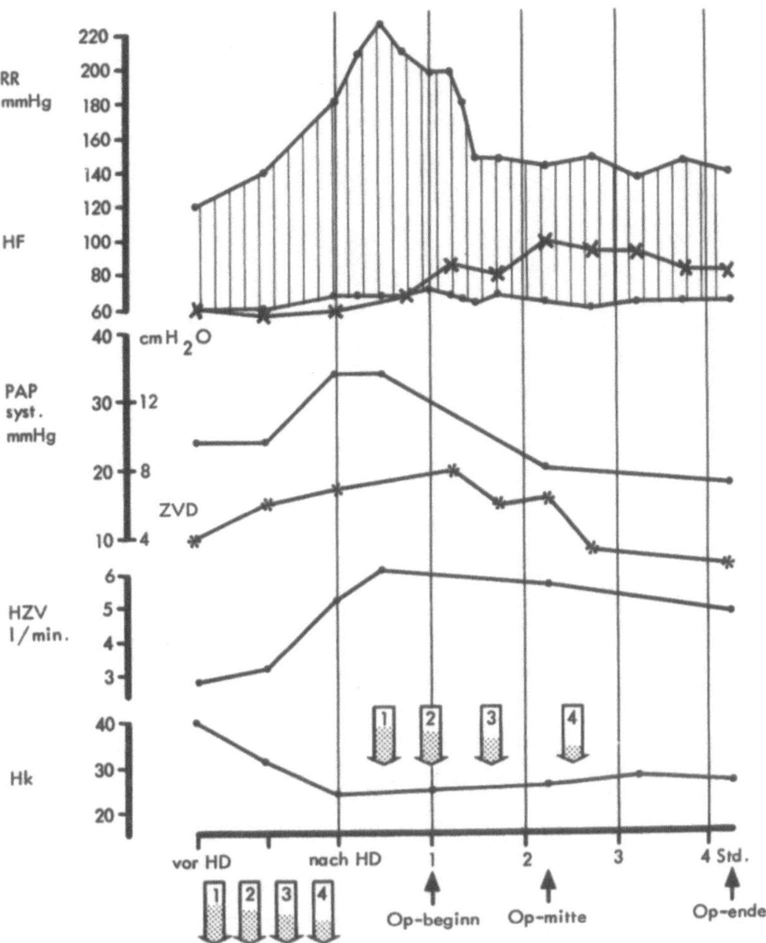

Abb. 8. Einzelfall mit hypertoner Kreislaufreaktion. (♂ 65 J. Gastrektomie, Pankreasteilresekt.). Schon während der zweiten Dilutionsphase kam es zum Anstieg des Blutdrucks und insbesondere des Pulmonalarteriendrucks. Der unproportionale HZV-Anstieg ist wegen des niedrigeren Ausgangswertes weniger gravierend. Nach Abschluß der a.n.H. kam es zu einem weiteren Blutdruck- und HZV-Anstieg. Die hypertone Reaktion besserte sich unter Retransfusion der Eigenblutkonserven in der Reihenfolge der Entnahme

Verlauf der Operation zu Frequenzsteigerungen um mehr als 30/min gegenüber der Herzfrequenz vor Hämodilution, teilweise in Zusammenhang mit anderen Kreislaufveränderungen. Diese Frequenzsteigerungen sind in Tabelle 6 als Tachykardie bezeichnet.

In Fällen mit ausgeprägter hypertoner Reaktion kam es entweder zu keiner (Abb. 7) oder nur relativ geringer (Abb. 6 und 8) Frequenzsteigerung.

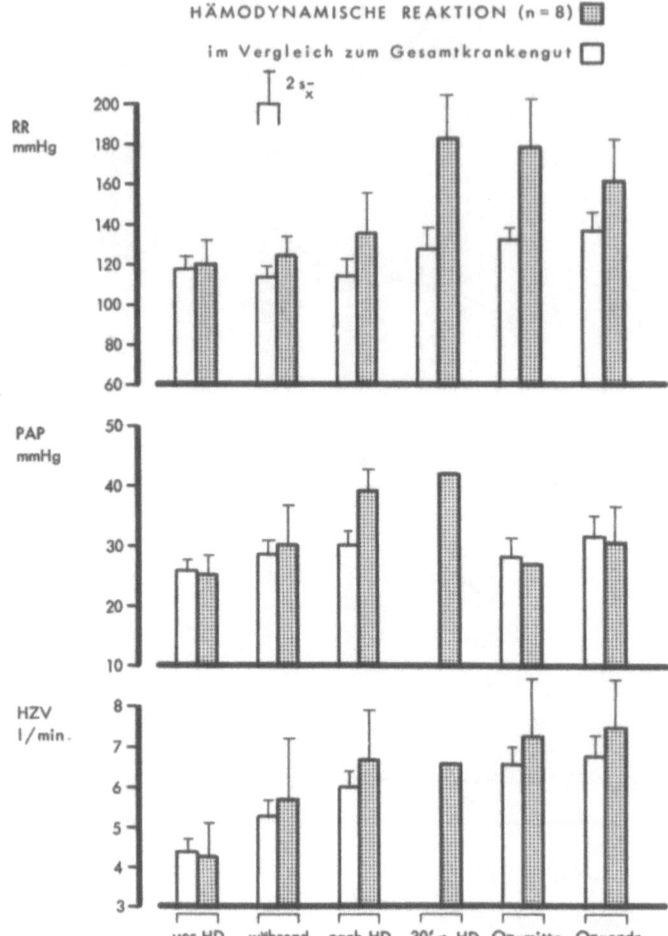

Abb. 9. Die Darstellung der hämodynamischen Reaktion umfaßt acht ausgewählte Fälle, bei denen es zu einem ausgeprägten Anstieg des Blutdruckes und des Pulmonalarteriendrucks kam sowie zu einer unproportionalen HZV-Steigerung (vgl. Tabelle 4 bis 6). Der Blutdruckanstieg war 30 min nach HD und bei Op-mitte hochsignifikant, der Pulmonalarteriendruck bereits nach HD signifikant erhöht. Die Steigerung des Herzzeitvolumens war relativ stärker, die Werte des kleinen Kollektivs sind jedoch nicht signifikant über denen des Gesamtkrankenguts. Die Befunde 30 min nach HD betreffen nur eine kleine Gruppe, insbesondere liegen hier keine Vergleichsbefunde des Gesamtkrankenguts bezüglich PAP und HZV vor

Der zentrale Venendruck zeigte im Mittel einen Anstieg um 2 cm H_2O im Verlauf der Hämodilution (Tabelle 3). Diese Differenz ist nicht signifikant. Danach fiel der ZVD im Mittel ab, ohne wiederum statistisch signifikante Abweichung zu zeigen. In insgesamt 9 Fällen fiel der ZVD um mehr als 10 cm H_2O ab. Bei 6 Patienten der Serie I und 8 der Serie II stieg der Venendruck um mehr als 5 cm, in Einzelfällen um 10 cm im Zusammenhang mit anderen Kreislaufveränderungen.

Der systolische <u>Pulmonalarteriendruck</u> (PAP) zeigte in den Mittelwerten unter der Hämodilution in beiden Untersuchungsserien an-
steigende Tendenz, im Mittel aller Fälle von 26,1 ± 0,8 vor HD
auf 30,2 ± 1,1 nach HD und auf 31,7 mmHg bei Op-ende (Tabelle 3).
In beiden Serien war der Anstieg von vor HD zu nach HD signifikant (p < 0,01 bzw. p < 0,05). Bei 8 Patienten trat im Verlauf
der a.n.H. ein systolischer <u>PAP-Anstieg</u> von mindestens 10 mmHg
auf, bei 5 anderen im Anschluß an die a.n.H. bis Op-mitte und
schließlich bei 3 weiteren bis Op-ende. In 7 Fällen der Serie I
wurden die Messungen während der Operation nicht fortgeführt.

Bei 2 Patienten (Abb. 6 und 8) entwickelte sich mit dem systolischen PAP-Anstieg bei Dilutionsende ein akuter arterieller Hochdruck, bei 8 Patienten kam es erst kurz nach Abschluß der Hämodilution oder erst im Verlauf der Operation zu der Kombination
von PAP- und Blutdruckanstieg (Tabelle 4). In 6 Fällen stieg
zugleich mit dem systolischen auch der diastolische PAP um mindestens 10 mmHg an. In 3 dieser Fälle bestanden ein systemischer
Hypotonus und Hinweise für akute kardiale Probleme (6, 16, 34),
wofür EKG-Veränderungen wie auch die in Abb. 10 dargestellte
PAP-Kurve mit ausgeprägter A-Welle Hinweise waren. In 2 Fällen
(10, 26) kam es von normotoner oder leicht hypertoner Ausgangs-
lage zum Blutdruckabfall im Zusammenhang mit einem Pulmonalis-
druckanstieg.

In 6 Fällen fiel der PAP unter der a.n.H. ab, in 3 weiteren
während der Operation oder bei Op-ende. In 3 Fällen bestand
zugleich ein Abfall des ZVD.

Der <u>linksatriale Druck</u> (LAP) stieg in zwei Fällen (25, 34) entsprechend dem diastolischen PAP-Anstieg an, in den anderen Fällen
mit diastolischem PAP-Anstieg fehlt ein verwertbares Meßergebnis.
Bei Fällen, in denen nur der systolische PAP anstieg, blieb der
über den Lungenkeildruck gemessene LAP unverändert.

5.2.2. Herzzeitvolumen

Das HZV stieg im Mittel aller mit der Thermodilutionsmethode
untersuchten 43 Patienten während der a.n.H. von 4,4 ± 0,14 auf
6,0 ± 0,2 l/min (Abb.5), das bedeutet eine Steigerung auf 135%
des Ausgangswertes (Tabelle 3). Die Steigerung während der ersten
Phase der Dilution auf 120% war relativ stärker als die weitere
Steigerung in der zweiten Dilutionsphase. Während der Operation
kam es zu einem weiteren HZV-Anstieg auf 6,6 ± 0,2 bei Op-mitte
und 6,8 ± 0,24 l/min bei Op-ende.

In Serie I lagen die HZV-Werte vor der Hämodilution insgesamt
höher, der Ausgangswert von 5,0 ± 0,2 l/min lag statistisch
signifikant (p < 0,01) über dem Ausgangswert von 3,9 ± 0,2 l/min
in Serie II (vgl. Disk. 6.1.5.). Auch während HD (p < 0,01) und
nach HD (p < 0,05) waren die Herzzeitvolumina in Serie I und II
signifikant unterschiedlich, um aber Endwerte zu erreichen, die
in beiden Gruppen in derselben Größenordnung liegen. Der Herzindex
betrug in Serie I im Mittel 2,9 ± 0,1, in Serie II 2,2 ± 0,1
$l/min/m^2$, jeweils bezogen auf den Wert vor Hämodilution. Die
relative Steigerung des HZV in Serie I betrug 132%, in Serie II
141% von vor HD bis nach HD.

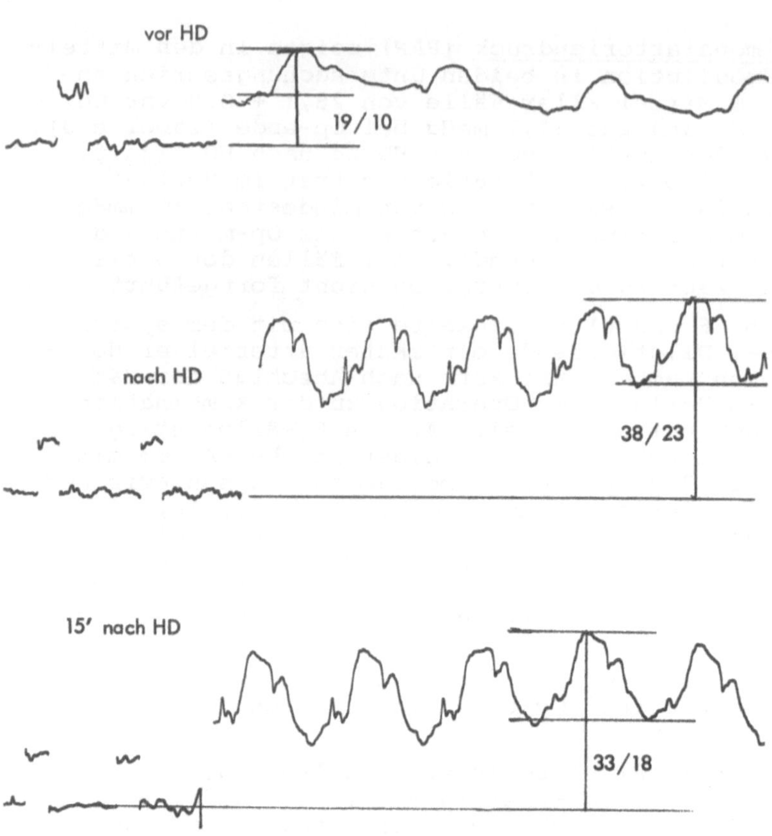

Abb. 10. Pulmonalisdruck eines Einzelfalles (6) vor und nach Hämodilution. In diesem Fall bestand kein systemischer Bluthochdruck. Der Anstieg auch des diastolischen PAP und die ausgeprägte A-Welle sind Hinweise auf eine akute myokardiale Insuffizienz

Bei 7 Patienten in Serie I betrug die HZV-Steigerung mehr als 50% des Ausgangswertes, zweimal schon zum Zeitpunkt nach HD. In Serie II zeigten 19 Patienten eine HZV-Steigerung von mehr als 50%, in 10 Fällen schon zum Zeitpunkt nach HD. In 8 Fällen betrug die Steigerungsrate mehr als 100% des Ausgangswertes. Diese starken Steigerungsraten (Tabelle 5) werden als unproportionaler HZV-Anstieg bezeichnet. Die Tabelle 6 führt nur die Fälle auf, die nach Abschluß der a.n.H. noch eine entsprechende Steigerung erfuhren.

5.2.3. Hirndurchblutung

Die Durchblutung der grauen Substanz (Abb. 11) steigerte sich von einem Ausgangswert von im Mittel $55,6 \pm 1,6$ während der ersten Dilutionsphase auf $59,1 \pm 3,4$ ml/100 ml/min (p > 0,05) und bis zum Ende der HD auf $69,3 \pm 2,6$ (p < 0,01). Drei Stunden später bei Op-mitte betrug sie im Mittel $64,2 \pm 2,9$ ml/100 ml/min. Die Durchblutung der weißen Substanz stieg von einem Ausgangswert

Tabelle 5. Kreislaufverhalten und Sauerstoffversorgung bei
hämodynamischer Reaktion

Herzzeitvolumen

Pat.	vor HD	während	nach HD	30 min n.HD	Op-mitte	Op-ende
7	6,1	6,6	9,2		8,6	8,1
10	5,1	7,6	7,7			7,2
21	4,2	5,2	5,5	8,1	7,7	5,8
27	3,8	7,9	8,0			9,0
40	2,8	3,2	5,2	6,1	5,7	4,9
41	3,4	3,8	4,7	5,7	4,9	6,8
43	4,6		6,9		8,9	9,5
$\bar{x}$	4,3	5,7	6,7	(6,5)	7,3	7,4
$s_{\bar{x}}$	0,4	0,8	0,6	0,6	0,8	0,6

Die unterstrichenen Werte zeigen den Zeitpunkt des unproportionalen HZV-Anstiegs.

Herzfrequenz

Pat.	vor HD	während	nach HD	30 min n.HD	Op-mitte	Op-ende
1	90	90	80	90	120	80
7	76	76	90	120	100	98
10	80	90	100	120		100
21	60	58	60	70	80	80
27	60	80	82	100	100	88
40	60	50	65	80	90	90
41	70	70	65	120	115	100
43	65	60	70	100	110	100
$\bar{x}$	70	72	77	100	101	92
$s_{\bar{x}}$	3	5	5	7	5	3

$AVDO_2$ (Vol %)

Pat.	vor HD	nach HD
7	3,0	2,9
10	3,3	1,7
27	3,9	1,6
40	3,3	1,5
41	3,6	2,2
43	2,5	1,7
$\bar{x}$	3,3	1,9
$s_{\bar{x}}$	0,2	0,2

O_2-Aufnahme (ml/min)

Pat.	vor HD	nach HD
7	183	267
10	168	127
27	148	127
40	94	79
41	122	104
43	114	118
$\bar{x}$	138	137
$s_{\bar{x}}$	14	27
	$\underline{129+11}$ *	$\underline{111+9}$ *

* ohne (7)

Die Bezeichnung hämodynamische Reaktion wird hier gewählt für
Kreislaufveränderungen, die sich in Qualität und Ausmaß von den
rheologisch bedingten Veränderungen unterscheiden

Tabelle 6. Nebenreaktionen und Gesamtverträglichkeit

	Serie I n = 22	Serie II n = 24
hypertone Reaktion (> 50 mmHg)	7	8
PAP-Anstieg (> 10 mmHg)	6/15	10
Tachykardie (> 30/min)	9	9
periphere Vasoconstriction	16	18
spätere HZV-Steigerung (> 50%)	7/13	13
St-Senkung im EKG	8	5
A. gute Gesamtverträglichkeit	8	15
Alter/ohne 2 20 J. - Hk	56-23,1	50-26
B. mäßige Nebenreaktion	6	7
Alter - Hk	54-23,1	43-22
C. ausgeprägte Gesamtreaktion	8	2
Alter - Hk	56-23,9	63-24

Hämodynamische Reaktion: s. Tabelle 4

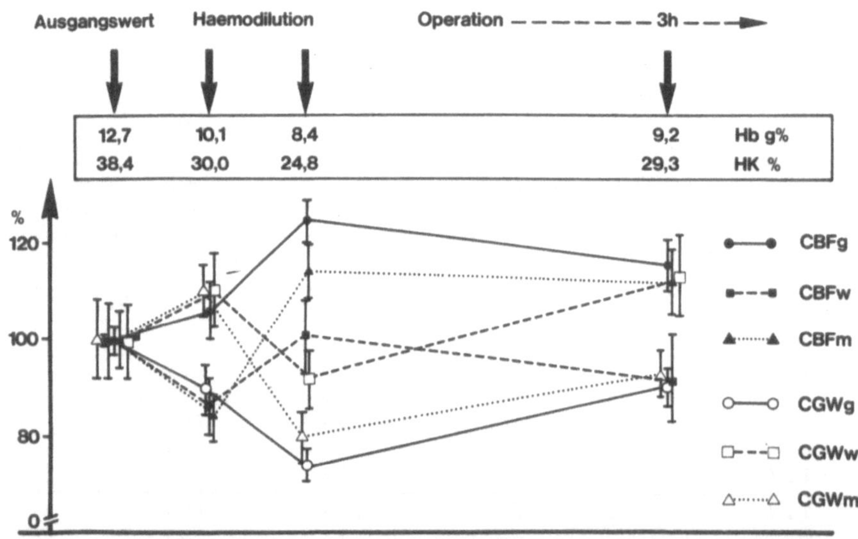

Abb. 11. Hirndurchblutung (CBF) und cerebraler Gefäßwiderstand (CGW) in getrennter Darstellung für die graue (CBFg bzw. CGWg) und weiße (CBFw bzw. CGWw) Substanz sowie als Gesamtwert (CBFm bzw. CGWm) bei zehn Patienten unter akuter normovolämischer Hämdilution. Der Anstieg des CBF ist nach der ersten Dilutionsphase relativ geringer als nach der zweiten - im Gegensatz zu den Steigerungsraten des Herzzeitvolumens. Dieser Befund ist Hinweis darauf, daß die Hirndurchblutung unabhängig von der Viscosität durch Autoregulation gesteuert wird

von 16,8 + 1,0, vor HD auf 16,9 + 1,0 ml/100 ml/min, nachdem
sie zwischenzeitlich auf 14,4 + 1,2 abgefallen war. Dieser Abfall ist statistisch nicht signifikant. Drei Std. später betrug
sie 15,4 + 1,5 ml/100 ml/min.

Der cerebrale Gefäßwiderstand verhielt sich gegenläufig (Abb. 11).

5.2.4. *Periphere Durchblutung*

Nach den Ergebnissen der Venenverschlußplethysmographie (VVP)
kam es bei 5 von 12 untersuchten Fällen zu einem Anstieg der
peripheren Durchblutung während der Dilutionsphase (Tabelle 7).
Die Durchblutung stieg im Mittel dieser Gruppe (ohne Fall 10)
von 3,9 + 0,9 vor HD auf 5,7 + 1,0 ml/100 ml/min (p < 0,01) nach HD.
Der Anstieg war relativ stärker in der ersten als in der zweiten
Phase der Verdünnung (Abb. 12), 132 bzw. 153% vom Ausgangswert.
Nach der Hämodilution fiel die Durchblutung im Mittel ab, bei
Op-ende betrug sie 3,3 + 1,2 ml/100 ml/min. In einem Einzelfall
(14) ergab eine Kontrolluntersuchung 30 min nach Abschluß der
a.n.H. bereits einen Abfall von 5,9 auf 3,0 ml/100 ml/min.

Bei 4 Patienten waren die Durchblutungsgrößen vor HD mit 1,1 +
0,3 ml/100 ml/min unter dem Normbereich, der bei 2-5 ml/100 ml/min
liegt (11). Unter der a.n.H. trat keine Steigerung der Durchblutung ein, sie betrug nach HD 0,8 + 0,3 ml/100 ml/min. Schließlich
fielen bei drei Patienten die Durchblutungsgrößen unter der a.n.H.
ab, wobei 2 von ihnen einen stark erhöhten Ausgangwert hatten.
Die Messungen am Vortag der Hämodilution und Operation ergaben
im Mittel 3,5 + 1,5 ml/100 ml/min und lagen im Normbereich. Am
ersten postoperativen Tag zeigte sich bei erheblicher Streubreite
eine gesteigerte Durchblutung auf 11,7 + 4,2 ml/100 ml/min. Die
Abb. 12 veranschaulicht das unterschiedliche Verhalten der Durchblutung. Wegen der großen Streubreite der Meßwerte wurden Mittelwerte vom Gesamtkollektiv nicht ermittelt, sondern nur von den
beiden erstgenannten Gruppen.

Die Hauttemperatur, gemessen an der Fingerbeere bei 18 Patienten
der Serie II, zeigte nach einem Ausgangswert vor HD von 32,4 +
0,9°C während der Verdünnungsphase einen Abfall auf 31,1 + 0,7°C
(p > 0,05). Bis zur Operationsmitte war sie auf 26,2 + 0,6°C
(p < 0,01) und bis zum Operationsende auf 25,7 + 0,7°C abgefallen.
Nur zwei Patienten (31, 33) zeigten einen Anstieg der Hauttemperatur nach Abschluß der a.n.H. während der Operation.

Die klinische Graduierung der peripheren Durchblutung korrelierte
gut mit der Hauttemperaturmessung, wie in Abb. 4 für Serie II
dargestellt: sie fiel in Serie II von einem Ausgangswert von
5,7 + 0,1 vor HD auf 4,4 + 0,2 nach HD und weiter auf 3,4 bei
Op-mitte und 3,1 bei Op-ende. In Serie I war die Tendenz entsprechend. Die Mittelwerte des Gesamtkollektivs enthält die
Tabelle 3. Auch in der klinischen Graduierung fiel in 6 Fällen,
in denen 30 min nach Abschluß der Hämodilution eine Zwischenbe-
urteilung registriert wurde, die rasche periphere Abkühlung innerhalb dieses Zeitraumes um 1-2 Stufen auf. Bei 13 Patienten wurden
Bewertungsziffern von unter 3 als Minimalwert der peripheren
Durchblutung bemessen (Tabelle 1). Bei einem dieser Patienten
bestand neben der verzögerten capillären Füllung bei der Finger-

Tabelle 7. Venenverschlußplethysmographie (ml/100 ml/min)

Patient	Vortag	vor HD	während	nach HD	Op-mitte	Op-ende	1.post-op. Tag
5		6,4	7,5	8,5		2,9	
8	4,1	2,4	3,9	4,6	3,9	1,8	
10		8,1	14,1	16,5		4,0	2,1
11	1,5	2,7	3,4	3,8	9,6	6,8	
14	2,6	3,9	5,0	5,9	1,6	1,7	6,2
$\bar{x}$ (ohne 10)	2,7	3,9	5,0	5,7	–	3,3	
$s_{\bar{x}}$		0,9	0,9	1,0		1,2	
1		1,4	1,4	0,4	0,4	0,4	
2		0,9	1,0	1,0	2,6	0,5	13,6
3		0,7	0,6	0,6		1,1	
9	6,1	1,3	0,7	1,1	1,0	1,2	2,4
$\bar{x}$		1,1	0,9	0,8	1,3	0,8	
$s_{\bar{x}}$		0,2	0,2	0,2	0,7	0,2	
4	6,3	3,4	1,1	1,3	1,1	1,1	15,9
12	3,0	11,7	6,6	5,0	5,0	1,5	15,9
15	1,2	21,4	18,4	15,2	11,0	12,6	3,2

nagelprobe auch eine Akrocyanose (klin. Grad. 1). Die periphere
Vasoconstriction löste sich bei allen Patienten innerhalb weniger
Stunden postoperativ und wich einer maximal durchwärmten Haut
(klin. Grad. 6).

5.2.5. *Strömungswiderstand*

Der totale periphere Gefäßwiderstand (TPR) fällt für das Gesamtkrankengut zwischen den Meßzeiten vor HD und nach HD von 1570
auf 1050 dyn.sec.cm^{-5}, relativ um 31%. In Serie I ist der Abfall
mit 29% geringer als in Serie II mit 34%. Auch in Einzelfällen
mit Blutdruck- und HZV-Anstieg und peripherer Vasoconstriction
war der TPR nach HD geringer als vor HD, in Fall 7 um 16%, in
Fall 40 um 19%. Entsprechend verhielt sich der pulmonale Gefäßwiderstand, der nicht in allen Fällen ermittelt werden konnte,
sondern nur in den Fällen, in denen die Messung des LAP möglich
war. In Fall 27 fiel er von 247 vor HD auf 114 dyn.sec.cm^{-5} nach
HD, relativ um 54%; in Fall 40 (Abb. 8) von 295 auf 149, relativ
um 49%. In Fall 21 (Abb. 7) blieb er unverändert.

5.2.6. *Verträglichkeit*

Im Zusammenhang mit der a.n.H. zeigten 10 Patienten ausgeprägte
Unverträglichkeitserscheinungen (Tabelle 6). Diese Eingruppierung
nach der <u>Gesamtverträglichkeit</u> stützt sich in erster Linie auf
den klinischen Gesamteindruck, namentlich labile Kreislauflage,
und eine erhebliche (Definition s.o.) Veränderung der meßbaren
Kreislaufgrößen Blutdruck, PAP, HZV, Herzfrequenz, ZDV, periphere
Durchblutung. Wenn trotz entsprechender Abweichungen dieser gemessenen Kriterien der klinische Gesamteindruck gut war oder

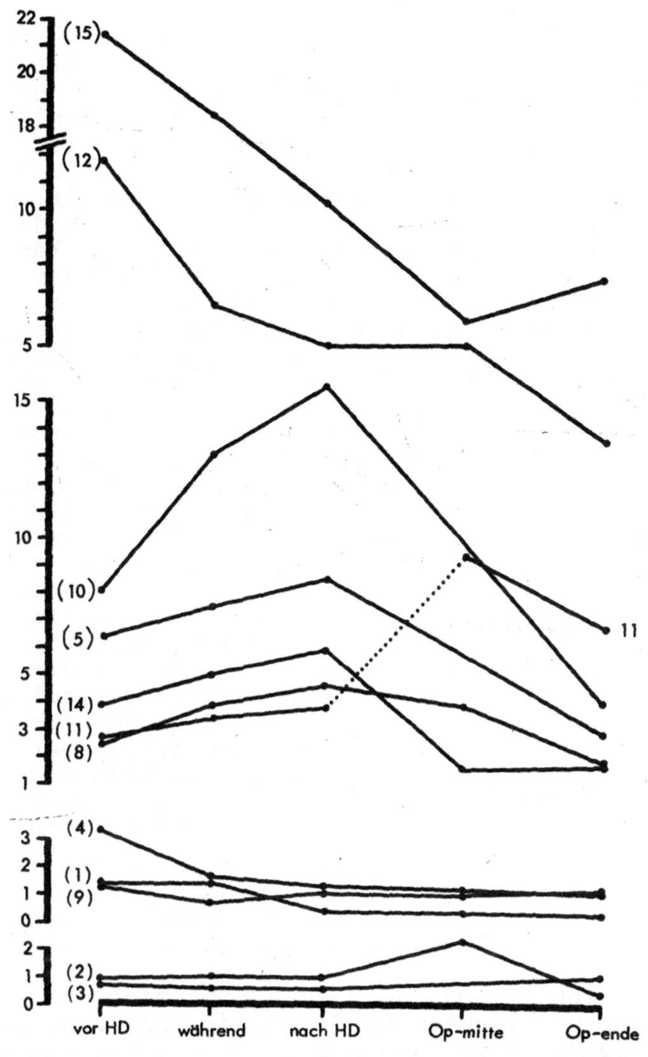

*Abb. 12. Venenverschlußplethysmographie (Unterarm ml/100 ml/min).
Das Verhalten der peripheren Durchblutung zeigt drei verschiedene
Tendenzen. In der mittleren Gruppe bestand bei regelrechten bis
leicht gesteigerten Ausgangswerten eine Durchblutungszunahme
während der Hämodilution. Im Fall 10 war die Durchblutungszunahme
unproportional dem Viscositätsabfall, hier kann ein medikamentöser
Einfluß z. B. durch Alpha-Blockade angenommen werden. Nach Abschluß der a.n.H. kam es jedoch mit einer Ausnahme zu einem Abfall der peripheren Durchblutung. Eine Gruppe von zwei Patienten
hatte deutlich erhöhte Ausgangswerte, bedingt durch eine vorher
induzierte hypervolämische Hämodilution. In der dritten Gruppe
bestand schon vor Beginn der a.n.H. eine periphere Minderdurchblutung, die durch die HD nicht beeinflußt wurde (vgl. Tabelle 7)*

wenn die Abweichung in den gemessenen Kriterien weniger ausgeprägt
war, wurde die Gesamtverträglichkeit als ausreichend gut bewertet.
Die Bewertung "gut" schließt nicht aus, daß einzelne Kreislaufveränderungen ausgeprägt vorhanden waren (Fälle 10, 27, 43). Die
Beurteilung der Gesamtverträglichkeit ist in Tabelle 1 für jeden
einzelnen Patienten aufgeführt. In Serie I fanden sich 8 Patienten mit schlechter Gesamtverträglichkeit, in Serie II waren es
2 Patienten (Tabelle 6). Die Häufigkeit der einzelnen Symptome
war in 15 Fällen Tachykardie, in 20 Fällen HZV-Anstieg nach Abschluß der a.n.H. Betrachtet man zunächst die Fälle mit schlechter Gesamtverträglichkeit (Gruppe C), so finden sich in dieser
Gruppe die aufgeführten Kreislaufveränderungen zwar am häufig-
sten, eine konstante Korrelation der Kreislaufveränderungen und
ein einheitliches Kreislaufverhalten bestehen jedoch nicht. In
5 Fällen trat eine ausgeprägte hypertone Reaktion auf, 4 Patienten
dagegen zeigten eine ausgesprochen hypotone Kreislaufsituation.
In 2 Fällen (6, 14) fiel der systolische Blutdruck unter der
a.n.H. um mehr als 30% vom Ausgangswert ab, in einem Fall (34)
eine Stunde nach Hämodilution. Alle Fälle mit hypotoner Kreislaufsituation zeigten eine schwere periphere Vasoconstriction
(klin. Grad. 3 oder 2). In 2 Fällen (6, 16) trat ein PAP-Anstieg
auf. Im Fall 16 zeigte die PAP-Kurve (Abb. 10) eine ausgeprägte
A-Welle; in diesem Fall trat gleichzeitig ein Anstieg des ZVD
um mehr als 10 cm H_2O und ein inkompletter Rechtsschenkelblock
im EKG auf. Die Herzfrequenz blieb in diesem Fall wie bei einem
anderen Patienten mit hypotoner Kreislauflage konstant, in 2
Fällen dagegen stieg sie an. Eine extreme HZV-Steigerung von
mehr als 50% nach Abschluß der a.n.H. war in 2 Fällen (3, 34)
bei Hypotonie bzw. unveränderten Blutdruckverhältnissen der her-
vorstechende Befund, im Fall 34 verbunden mit einem stärkeren
PAP-Anstieg von 32 auf 56 mmHg systolisch.

In Gruppe B war ebenfalls die periphere Vasoconstriction in der
Regel ausgeprägt. Auch in dieser Gruppe traten in 2 Fällen PAP-
Anstiege ohne synchronen Blutdruckanstieg, in einem Fall (25)
wiederum mit ausgeprägtem ZDV- und HZV-Anstieg auf.

Ein einheitlicheres Bild ergibt sich erst, wenn aus Gruppe A,
B und C unter dem Gesichtspunkt der Kreislaufreaktion (RR-An-
stieg > 50 mmHg, PAP-Anstieg > 10 mmHg, unproportionale oder spä-
tere HZV-Steigerung 50%) die Fälle mit ausgeprägter hämodynamischer Reaktion zusammengestellt werden. Der systemische Blutdruck war in einem Fall bei Dilutionsende bereits stark erhöht
(Abb. 8), in 2 anderen Fällen (1, 7) zeigte die Blutdruckkurve
zu diesem Zeitpunkt bereits ihren ansteigenden Verlauf (Abb. 6).
In 6 der 8 dargestellten Fälle (Abb. 9) war der Blutdruckanstieg
innerhalb eines Zeitraumes von 30 min nach Abschluß der Hämodilution ausgeprägt vorhanden, in einigen Fällen lagen die Blut-
druckspitzen erst zu einem späteren Zeitpunkt vor und erreichten
systolische Werte bis zu 230 mmHg. Der Blutdruckwert 30 min
nach a.n.H. betrug für die 8 dargestellten Fälle systolisch 183
± 11,3; bei Op-mitte 180 ± 13,4 mmHg. Diese Blutdruckwerte
sind hochsignifikant erhöht (p < 0,001 bzw. p < 0,01) gegenüber den
mittleren Blutdruckwerten des Gesamtkrankengutes (Tabelle 4).
Dem Blutdruckanstieg eilte in mehreren Fällen ein PAP-Anstieg
(Tabelle 4) voraus. Im Mittel der 5 Fälle, die bereits bei HD-ende
einen PAP-Anstieg verzeichneten, lag der Druck mit 39 ± 2,6 über

dem mittleren PAP von 30,2 ± 3,1 mmHg des Gesamtkollektivs. Der
zentrale Venendruck (Tabelle 4) zeigte bei den 8 Fällen mit
hämodynamischer Reaktion zum Zeitpunkt der stärksten Blutdruckanstiege eine fallende Tendenz. Insgesamt unterscheidet er sich
nicht wesentlich vom Gesamtkollektiv.

Die Herzfrequenz stieg im Mittel der Patienten mit hämodynamischer
Reaktion signifikant an (Tabelle 5). Dabei zeigten jedoch Einzelfälle keinerlei Frequenzsteigerung, während in anderen Fällen
der Frequenzanstieg nicht unmittelbar mit dem Blutdruckanstieg
einherging, sondern oft erst bei bereits wieder rückläufiger
Blutdrucksteigerung eintrat. Diese zeitliche Verschiebung kommt
in der Tabelle nicht zum Ausdruck, stellt sich jedoch in Abb. 6
und 8 dar.

Das Herzzeitvolumen lag in dieser Fallgruppe (Tabelle 5) bei
einem etwas niedrigeren Ausgangswert schon zum Zeitpunkt nach HD
mit 6,7 ± 0,6 über dem Vergleichswert des Gesamtkrankenguts
6,0 ± 0,3 1/min. Dieser Unterschied ist nicht signifikant gegenüber dem Gesamtkrankengut, wobei zu berücksichtigen ist, daß in
dieser Aufstellung die Fälle von Serie I und II zusammen betrachtet werden. Deutlicher zeigt sich das unterschiedliche HZV-Verhalten in der Steigerungsrate, die für die 8 dargestellten Fälle
mit 60% deutlich über der entsprechenden Steigerungsrate von 36%
im Gesamtkrankengut liegt (Abb. 9).

5.2.7. *Blutvolumen*

Die Patienten der Serie I erhielten im Durchschnitt 690 ml volumenwirksame Lösungen und 5 ml/h/kg Elektrolytlösung vor der Hämodilution. In den Fällen 11 bis 16 wurde gezielt eine Hypervolämie
induziert durch Macrodexinfusion in der Menge von 20% des errechneten Blutvolumens (7% des Körpergewichtes).

Das totale zirkulierende Blutvolumen (TBV) lag nach den Untersuchungsergebnissen mit der Indium-113m-Transferrin-Methode
vor HD mit 5,7 ± 1,3 1 bei den 6 untersuchten Patienten (Tabelle 8)
über dem errechneten Wert von 5,0 + 0,7 1. Bei der Doppelbestim-
mung vor HD zeigte sich eine gute Übereinstimmung der Ergebnisse.
Nach HD war das TBV im Mittel unverändert, bei 2 Patienten war es
angestiegen, bei 3 abgefallen. Eine Stunde nach Abschluß der a.n.H.
zeigte sich bei wiederum unterschiedlichem Verhalten der Einzelfälle ein Abfall des Durchschnittswertes auf 4,7 ± 1,8 1 TBV.
Dieser Abfall ist nicht signifikant gegenüber dem Ausgangswert.

5.3. EKG-Veränderungen

Bei 13 Patienten traten ST-Senkungen von > 0,1 mV im EKG auf
(Abb. 13). In Serie I und Serie II waren die EKG-Veränderungen
annähernd gleich häufig und traten meist im Zusammenhang mit den
beschriebenen akuten Kreislaufveränderungen auf. Das Durchschnittsalter der 13 Patienten mit ST-Senkung betrug 55,1 ± 3,2
Jahre und war nicht statistisch signifikant höher als das mittlere
Alter des Gesamtkrankenguts. Die ST-Senkungen sind in Tabelle 1

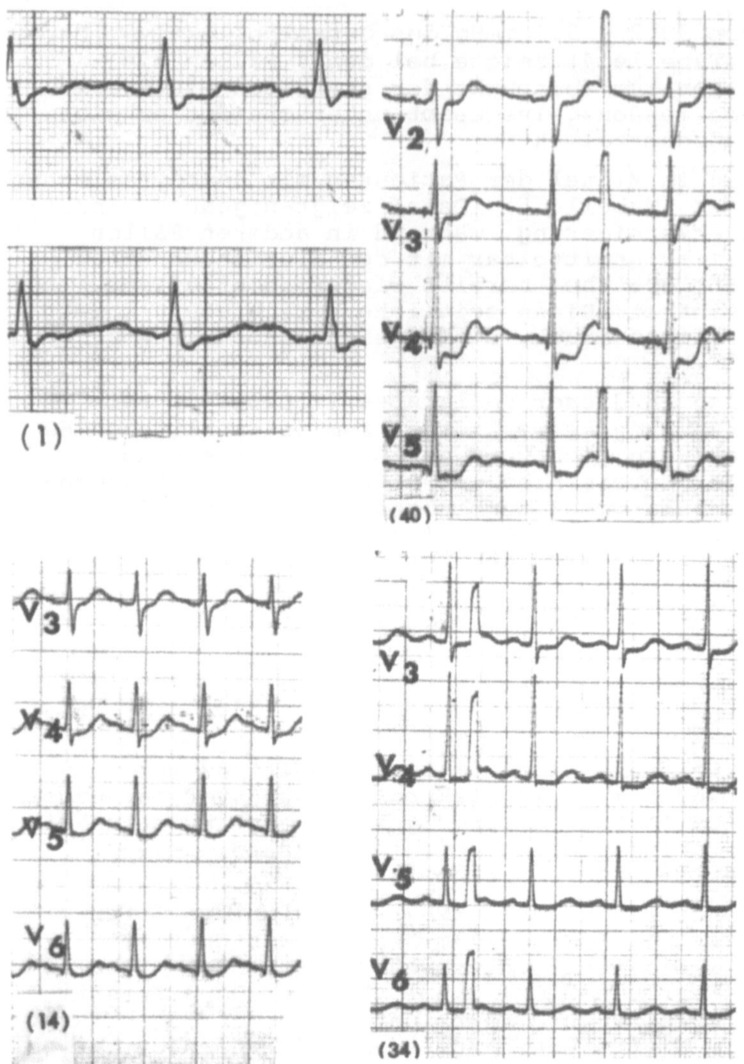

Abb. 13. Die beiden oberen EKGs zeigen ausgeprägte ST-Senkungen. Im Fall 1 stand nur ein Monitor-EKG zur Verfügung. Unten links: mittelgradige ST-Senkung, die noch deutlich > 0,1mV beträgt. Unten rechts: geringgradige St-Senkung

für die einzelnen Patienten als + angegeben. In 6 Fällen traten Rhythmusstörungen wie ventrikuläre Extrasystolen oder Bigeminus auf, in 3 Fällen kam es zum inkompletten Rechtsschenkelblock, in einem Fall (41) zum vorübergehenden Verlust der P-Welle. Schließlich entwickelten 6 weitere Fälle geringgradige ST-Senkungen. Diese EKG-Veränderungen traten zum Teil in Kombination auf und sind in Tabelle 1 als (+) registriert.

Tabelle 8. Blutvolumen (^{113m}In)

Patient	Körpergew. (kg)	berechnetes Blutvolumen 7% des KG	vor HD 1.	2.	nach HD	1 Stunde nach HD
16	60	4,2	6,2	–	5,2	3,1
17	74	5,3	6,9	6,9	6,0	5,6
19	61	4,3	3,9	–	4,7	3,6
20	69	4,8	4,1	4,0	6,7	3,0
21	79	5,5	6,2	–	–	5.2
22	85	6,0	6,6	6,5	7,1	7,7
$\bar{x}$	71,3	5,0	5,7	5,8	5,9	4,7
$s_{\bar{x}}$	4,0	0,3	0,5	0,9	0,4	0,7

Durch ein Belastungs-EKG konnte in 4 Fällen eine ST-Senkung provoziert werden, in allen 4 Fällen handelte es sich um postoperative Belastungs-EKGs. In nur 6 der bisher postoperativ untersuchten 9 Fälle konnte das Belastungs-EKG voll durchgeführt werden; die anderen Patienten erbrachten die notwendige energetische Leistung nicht.

5.4. Blutgasanalysen

5.4.1. Systematische Sauerstoffversorgung

Die arteriellen Sauerstoffpartialdrucke lagen unter Beatmung mit 30% O_2-Beimischung im Mittel bei pO_2 113 + 5,5 mmHg vor HD und zeigten weder im Verlauf der a.n.H. noch der anschließenden Operation eine signifikante Veränderung. Zwischen Serie I und Serie II bestand kein signifikanter Unterschied. Die Sauerstoffsättigung lag vor HD im Mittel bei 97,5 + 0,4%, wiederum ohne signifikante Veränderung im weiteren Verlauf. Der arterielle Sauerstoffgehalt betrug vor HD 17,2 + 0,3 und nach HD 10,9 + 0,2 Vol%. Der Abfall beträgt relativ 36% und entspricht dem Hämatokritabfall. Wegen der unterschiedlichen Hämatokritwerte in Serie I und Serie II muß auch der O_2-Gehalt getrennt betrachtet werden (Tabelle 9).

Bei 2 Patienten (18, 34) waren die arteriellen Sauerstoffwerte vor HD pathologisch mit pO_2-Werten von 49 bzw. 51 mmHg und $HbSO_2$ von 70%, im ersten Falle bedingt durch ein Beatmungsproblem, im zweiten Fall durch eine zuvor unbekannte Lungenfunktionsstörung bei wenig eingeschränkten spirometrischen Befunden. Die venösen O_2-Partialdrucke lagen im Mittel bei 44,6 + 1,3 mmHg vor HD und zeigten einen Abfall auf 40,1 + 1,2 mmHg nach HD. Entsprechend sank die venöse Sauerstoffsättigung von 81,2 + 1,3 vor HD auf 77,2 + 1,4% nach HD und weiter auf 74,7 + 2,1% bei Op-mitte (Tabelle 9). Der venöse HbO_2 betrug 14,5 + 0,4 Vol% vor HD und 8,7 + 0,3 Vol% nach HD. In Serie II liegen die Werte des arteriellen wie venösen HbO_2 entsprechend den niedrigen Hk-Werten tiefer als in Serie I (Tabelle 9).

Tabelle 9. <u>Blutgase arteriell</u> (Mittelwerte $\pm$ $s_{\bar{x}}$)

	vor HD	während	nach HD	Op-mitte	Op-ende
pO_2 (n=43)	113	115	114	99	107
	5,5	5,2	6,1	7,0	4,8
$HbSO_2$	97,5	97,0	98,1	96,5	97,0
	0,4	0,9	0,3	0,5	0,6
HbO_2 Vol%	17,2		10,9		12,2
	0,3		0,2		0,4
Serie I	16,1		10,5		11,8
	0,5		0,4		0,7
Serie II	18,2	13,5	11,4	11,5	12,4
	0,4	0,4	0,3	0,3	0,4
Blutgase venös					
pO_2 (n=34)	44,6	43,1	40,1	41,1	48,1
	1,3	1,1	1,2	1,5	2,6
$HbSO_2$ %	81,2	80,1	77,2	74,7	79,1
	1,3	1,3	1,4	2,1	2,2
HbO_2 Vol %	14,4		8,7		9,5
	0,4		0,3		0,4
Serie I	13,1		7,9		8,6
	0,5		0,4		0,8
Serie II	15,3	11,0	9,2	8,9	10,1
	0,5	0,4	0,4	0,4	0,4
$AVDO_2$					
$AVDO_2$ Vol %	2,8		2,2		2,7
	0,2		0,2		0,2
Serie I	3,0		2,5		3,4
	0,3		0,2		0,6
Serie II	2,7	2,5	2,1	2,6	2,3
	0,2	0,2	0,2	0,3	0,3

5.4.2. *Sauerstoff-Transportkapazität*

Die O_2-TC fiel von 767 $\pm$ 28 vor HD auf 660 $\pm$ 27 ml/min nach HD, relativ um 14% (Tabelle 10). Dieser Abfall ist statistisch signifikant (p $<$ 0,01). Entsprechend fällt der Erythrocytenfluß, wobei der Abfall in Serie I mit 16% deutlicher ausgeprägt ist als in der Serie II mit 11%.

5.4.3. *AVDO$_2$*

Die aus dem arteriellen und zentralvenösen O_2-Gehalt errechnete $AVDO_2$ fiel von 2,8 $\pm$ 0,2 vor HD auf 2,1 $\pm$ 0,2 Vol% nach HD, relativ um 20%; in Serie I um 17%; in Serie II um 22%. Damit ist der Abfall der $AVDO_2$ geringer als der Abfall des HbO_2 um 36%.

Tabelle 10. Systemische O_2-Transportkapazität ($\bar{x} \pm s\text{-}_x$)

	vor HD	während HD	nach HD	% d. Ausgangswertes
O_2TC ml/min	776	746	660	86
(n=43)	28		27	
Serie I	839	795	700	83
	24		26	
Serie II	716	691	635	89
	22		19	
Systemische O_2-Aufnahme				
ml/min	120		126	105
(n=32)	8,3		8,1	
Serie I	144		152	
(n=12)	14		15	
Serie II	105		116	
(n=20)	10		11	

Bei einigen Einzelfällen (14, 15, 42) bestand vor der Hämodilution eine $AVDO_2$ von weniger als 2 Vol%. In den Fällen 14 und 15
stieg die $AVDO_2$ unter der a.n.H. an, von 1,5 auf 3,6 bzw. von
1,4 auf 2,0 Vol%. Der geringe Ausgangswert der $AVDO_2$ korreliert
in einem Fall (15) mit einer maximal gesteigerten peripheren
Durchblutung (Abb. 12). Umgekehrt trat in anderen Fällen eine
Verringerung der $AVDO_2$ ein, die wesentlich stärker ausgeprägt
war als den Mittelwerten des Gesamtkollektivs entspricht. Dieser
stärkere $AVDO_2$-Abfall betraf vorwiegend Patienten mit hämodynamischer Reaktion (Tabelle 5).

5.4.4. Systemische Sauerstoffaufnahme

Die systemische O_2-Aufnahme, Produkt aus HZV und $AVDO_2$, betrug
im Mittel von 11 Fällen der Serie I und 20 Fällen der Serie II
120 $\pm$ 8,3 vor HD und 126 $\pm$ 8,1 ml/min nach HD (Tabelle 10).
Dieser Unterschied ist statistisch nicht signifikant.

Die O_2-Aufnahme fiel bei 8 Patienten um mehr als 20 ml/min ab,
bei 9 anderen Patienten nahm sie um mindestens denselben Betrag
zu. Der Abfall der O_2-Aufnahme betraf 7 mal Fälle mit hämodynamischer Reaktion (s. 5.2.6.), außer den in Tabelle 5 dargestellten Fällen die Patienten 31 und 46, bei denen die unproportionale
HZV-Steigerung hervorstach, während der systolische Blutdruck
nicht wesentlich anstieg, die Blutdruckamplitude jedoch deutlich
zunahm.

5.4.5. Säurebasenhaushalt

Im Gesamtkrankengut ergab sich eine geringgradige Verschiebung
zum basischen Bereich: der arterielle pH-Wert betrug im Mittel
7,513 $\pm$ 0,01 vor HD und 7,54 $\pm$ 0,01 nach HD (p $<$ 0,01). Das
Standardbicarbonat stieg von 24,8 $\pm$ 0,3 auf 26,0 $\pm$ 0,3 mäq/1
(p $<$ 0,05). Der Basenüberschuß stieg von 0,6 $\pm$ 0,4 auf 1,8 $\pm$
0,4 mäq/1 (p $<$ 0,05).

Bei 8 Patienten entstand im Verlauf der a.n.H. eine Acidose mit
Abnahme des Base Excess von mehr als -5 mäq/l. Bei 3 dieser Patienten (1, 13, 16) bestand ein Beatmungsproblem. Bei 3 weiteren
Patienten bestand bei Op-mitte und 2 anderen bei Op-ende ein
entsprechender Abfall des Basenüberschusses.

5.5. Blutgerinnung

In Serie I (Dextran und PPL) war die subaquale Blutungszeit bei
einem Ausgangswert von 3,1 $\pm$ 0,4 min vor HD auf 4,9 $\pm$ 0,6 min
nach HD signifikant verlängert (p < 0,05). Bei Op-ende war sie
mit 2,8 $\pm$ 0,4 min bei Op-ende in den Bereich des Ausgangswertes
zurückgekehrt (Abb. 14). In Serie II blieb die subaquale Blutungszeit mit 3,9 $\pm$ 0,3 vor HD und 3,3 $\pm$ 0,3 min nach HD ohne
signifikante Veränderung.

Die Untersuchung der Thrombocyten und der plasmatischen Gerinnungsfaktoren zeigte einen Abfall auf 30-50% unter der Hämodilution (Abb. 15). Bis Op-ende war dieser Abfall außer bei Faktor
II rückläufig. Das Fibrinogen fiel von einem Ausgangswert von
375 $\pm$ 92 auf 229 $\pm$ 104 mg% nach HD und weiter auf 198 $\pm$ 75 bei
Op-mitte. Am 2. postoperativen Tag stieg es auf 336 $\pm$ 104 über
den Ausgangswert. Bei der Darstellung der Gerinnungsfaktoren
relativ im Verhältnis zur Hämatokritsenkung zeigt sich ein nur
geringer Abfall, am ausgeprägtesten bei Op-mitte (Abb. 15).
Die Abb. bezieht sich nur auf die Fälle der Serie I. In Serie II
zeigten die Faktoren einen entsprechenden Abfall um 30-50% mit
ebenfalls einem Minimum bei Op-mitte.

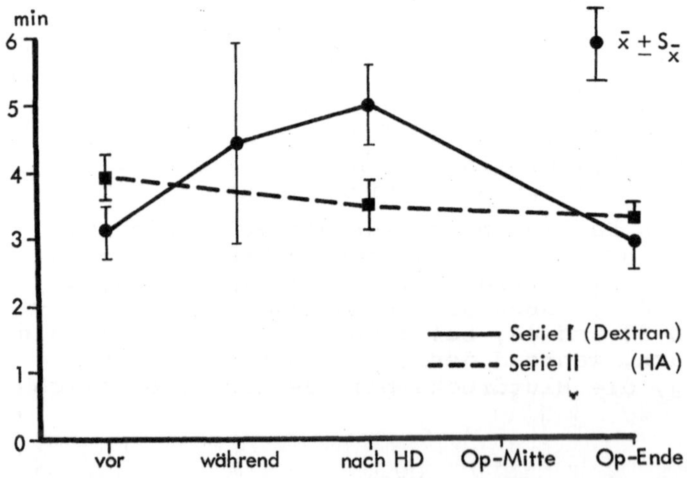

*Abb. 14. Die subaquale Blutungszeit zeigte in Serie I unter dem
Einfluß von Dextran eine deutliche, jedoch für die chirurgische
Blutstillung nicht kritische Verlängerung während der a.n.H. Danach kam es zu einer raschen Normalisierung, etwa entsprechend
der Eliminationsrate des Dextrans. In Serie II zeigte die subaquale Blutungszeit bei Verdünnung mit Humanalbumin (HA) keine
signifikante Veränderung*

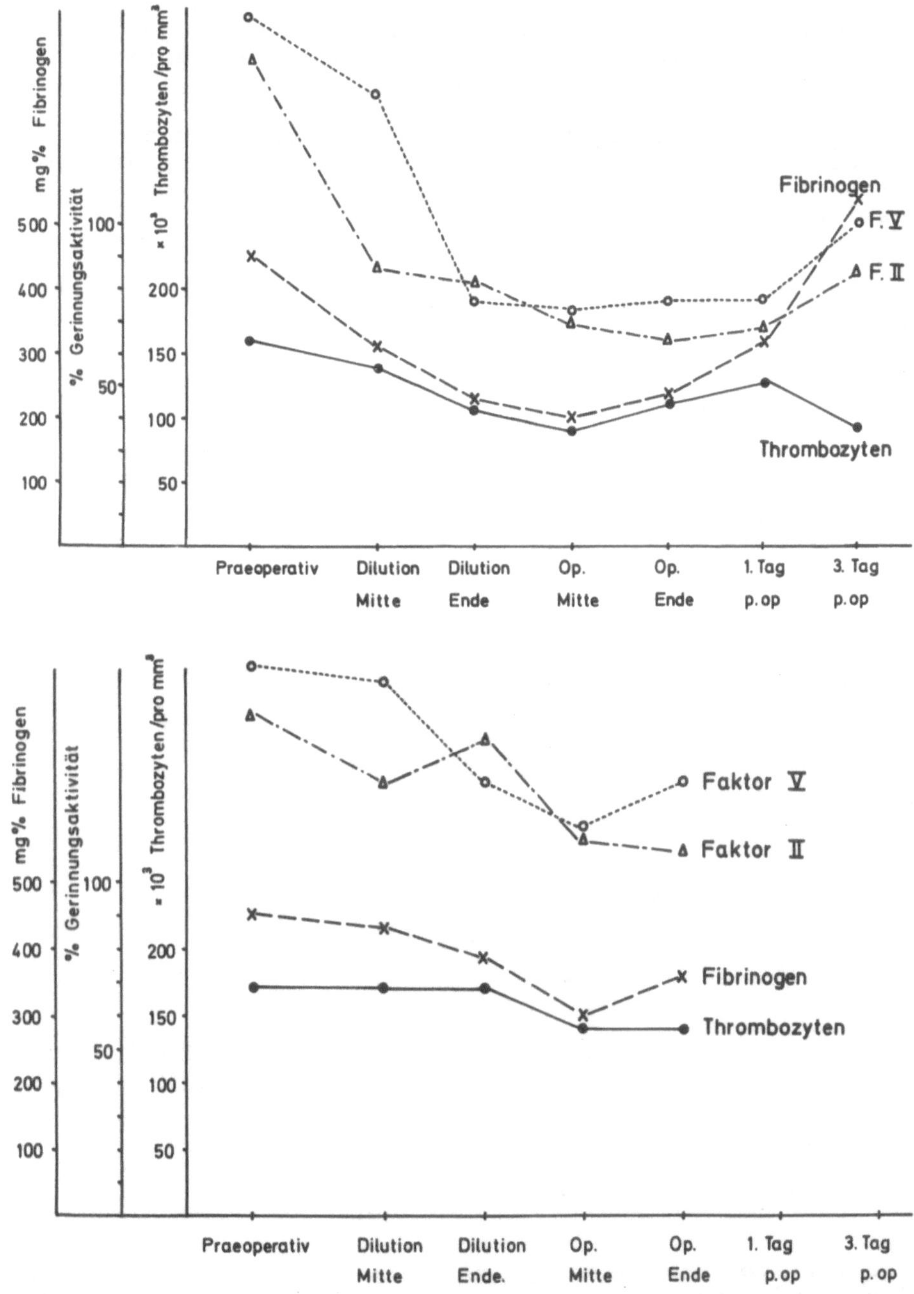

Abb. 15. Das Verhalten der Gerinnungsfaktoren Fibrinogen, F II, F V und Thrombocyten zeigt in der oberen Darstellung einen deutlichen dilutionsbedingten Abfall. Das Fibrinogen steigt postoperativ im Sinne eines Rebound-Effektes über den Ausgangswert an. In der unteren Darstellung sind die Gerinnungsfaktoren relativ bezogen auf den Hämatokritwert. Hier zeigt sich kein nennenswerter Abfall unter der Hämodilution. Die geringsten Faktorenkonzentrationen finden sich während der Operation, entsprechend dem intraoperativen Verbrauch

Die Thrombocytenadhäsivität fiel in Serie I von einem normalen
Ausgangswert von 72 µg Thrombocytenprotein auf einen Tiefstwert
von 27 µg nach HD. Die Thrombelastogramme der Serie I zeigten
eine deutliche Gerinnungsverzögerung und Verringerung der Maxi-
malelastizität nach Hämodilution, rückläufige Veränderungen bei
Op-ende und ein verbreitertes TEG (Kleiderbügelphänomen) am 1.
postoperativen Tag. In Abb. 16 (oben) ist ein repräsentativer
Verlauf dargestellt. In Serie II blieben die Thrombelastogramme
praktisch unverändert (Abb. 16. unten).

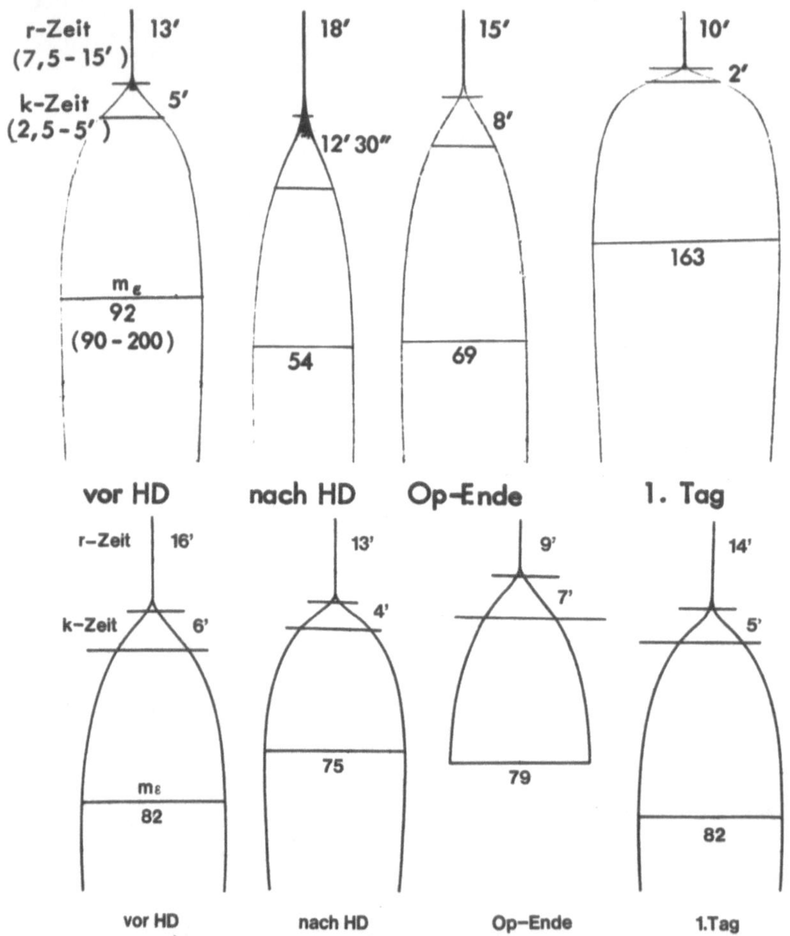

Abb. 16. Die Thrombelastogramme in Serie I (oben) zeigen eine deutliche Gerinnungsverzögerung unter dem Einfluß der Hämodilution.
Die Gerinnungsverzögerung ist dextranbedingt und rückläufig entsprechend der Eliminationsrate des Dextrans. Postoperativ kommt
es zu einer Übergerinnbarkeit, im TEG zum Kleiderbügelphänomen.
Unten ist ein repräsentativer Verlauf aus Serie II dargestellt;
es zeigt sich praktisch keine Veränderung der Hämostase

5.6. Wasser-Elektrolyt-Haushalt

Die Diurese betrug im Mittel 1479 + 122 ml während einer Sammel-
periode von 5-10 Std., im Mittel 8 Std., entsprechend 180 ml/h.
Bis zum Beginn der a.n.H. betrug die durchschnittliche Harnmenge
360 ml. Wegen des nicht exakt zu beurteilenden Beginns dieser
Sammelperiode, die mit etwa 3,5 Std. angesetzt wird, kann die
Diurese nur näherungsweise mit 100 ml/h angegeben werden. In
der Sammelperiode vor HD bis nach HD von durchschnittlich einer
Stunde betrug die Urinausscheidung im Mittel 383 + 46 ml.

Der Kaliumgehalt des Urins lag in 9 untersuchten Fällen im Mittel
bei 17 mmol/l vor HD. Die absolute Ausscheidung in der gut 2stün-
digen Sammelperiode von Narkoseeinleitung bis HD-Beginn betrug
7,1 mmol. In der Sammelperiode während des HD-Verlaufs (etwa
1 Std.) betrug die Kaliumkonzentration im Urin 7,8 mmol/l, die
absolute Kaliumausscheidung 2,8 mmol. Das mittlere Körpergewicht
dieser Patienten betrug 68,9 kg.

Das Kalium im Serum betrug im Mittel von 18 Patienten (Fälle 29-
46) am Vortag der HD 4,4 + 0,2 mval/l und vor HD 3,9 + 0,1 mval/l.
Es fiel auf 3,4 + 0,1 während HD und 3,2 + 0,1 mval/l nach HD,
in 5 Fällen unter 3 mval/l einmal auf 2.0 mval. Bis zu diesem
Zeitpunkt wurde den Infusionen kein Kalium hinzugefügt.

Das Natrium im Serum blieb mit 134,7 + 0,8 vor HD und 134,9 +
0,8 mval/l nach HD ebenso wie das Calcium mit 4,4 + 0,1 vor und
4,4 + 0,1 mval nach HD konstant.

5.7. Katecholamine

Die Katecholaminausscheidung zeigte keine wesentliche Veränderung während der Hämodilution (Abb. 17). Dies gilt insbesondere
auch für Einzelfälle mit erheblicher Kreislaufreaktion. In den
Mittelwerten von 11 Patienten betrug die stündliche Ausscheidung
an Katecholaminen 1,2 + 0,3 vor HD; 0,94 + 0,35 µg/h während
des HD-Verlaufs und 1,5 + 0,5 µg/h bis Op-mitte. Erst in der
letzten Sammelperiode bis Op-ende zeigte sich ein deutlicher,
jedoch statistisch nicht signifikanter Anstieg auf 7,6 + 3,4 µg/h,
der von 4 Einzelfällen mit teils erheblichem Anstieg resultierte.
Die angegebenen Größen sind nicht korrigierte Werte.

5.8. Retransfusion, Anämie und Blutbedarf

5.8.1. Retransfusion

Nach Senkung des Hämatokrits auf durchschnittlich 24,8% konnte
bei 36 der 46 Patienten der anfängliche chirurgische Blutverlust
bis Op-mitte mit Plasmaexpandern ersetzt werden. Bei 26 Patienten
fiel dadurch der Hämatokrit nach Abschluß der a.n.H. noch ab, bei

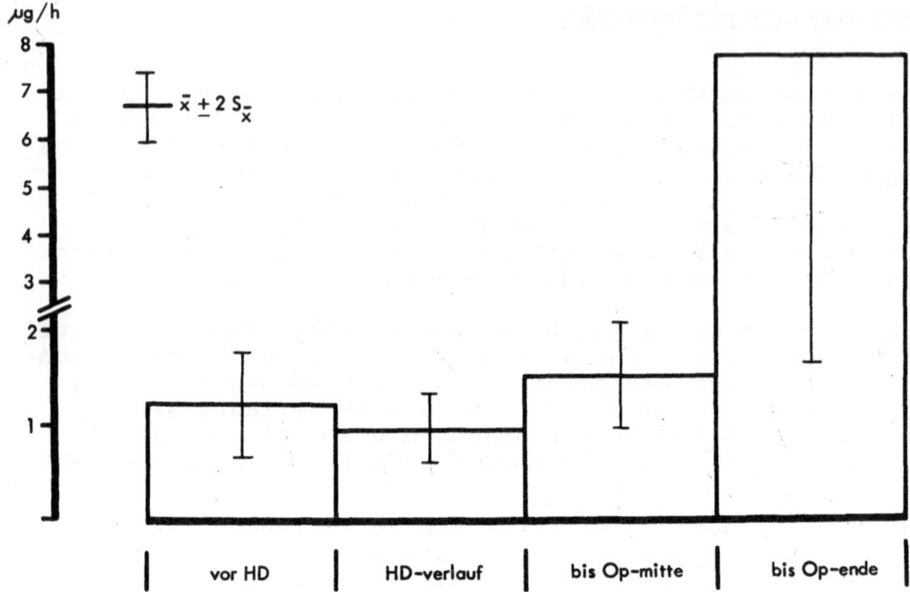

Abb. 17. Die Katecholamin-Aussscheidung zeigte in den verschiedenen Sammelperioden keine signifikanten Unterschiede, dies gilt insbesondere für den Hämodilutionsverlauf und die nachfolgende Sammeldauer. Der Anstieg der Katecholamin-Ausscheidung in der letzten Sammelperiode wird durch ausgeprägt erhöhte Werte bei einzelnen Patienten hervorgerufen, entsprechend findet sich eine hohe Standardabweichung des Mittelwertes

13 Patienten (Tabelle 1) um mehr als 2%, so daß ein <u>Hämatokrit-Tiefstwert</u> von 23,4 ± 0,6% in Serie I und von 24,6 ± 0,8 in Serie II resultierte.

Bei 6 Patienten wurde der Hämatokrit im zentralvenösen Blut nach jeder entnommenen Konserve untersucht und mit dem Hk der jeweiligen Konserve verglichen (Tabelle 11). Der <u>Konserven-Hämatokrit</u> entsprechend der 9%igen Verdünnung durch 50 ml ACD-Stabilisator - stimmt mit dem Patienten-Hk am Ende der jeweiligen Dilutionsphase überein. Der Hämatokritabfall verringerte sich mit jeder Austauschphase von durchschnittlich 5,2 nach der ersten Entnahme, über 4,7 auf 3,5 und 3,4% bei den folgenden Konservenentnahmen. Bei einem Patienten (41) wurde durch Volumengabe nach Narkoseeinleitung schon vor HD der Hämatokrit von 45 auf 39% gesenkt.

Die <u>Retransfusion</u> wurde bei 36 Patienten erst nach dem Meßzeitpunkt Op-mitte begonnen. Bis Op-ende waren durchschnittlich 940 ml Eigenblut retransfundiert, in 18 Fällen war zu diesem Zeitpunkt bereits das gesamte entnommene Eigenblut zurückgegeben. Bei 10 Patienten wurde die Retransfusion schon früher begonnen, in 9 Fällen wegen Kreislaufreaktionen schon vor oder bei Op-Beginn, in einem Fall wegen pulmonaler Sauerstoff-Diffusionsstörung. In diesen Fällen wurde die erstentnommene Konserve mit dem höchsten Erythrocytengehalt zuerst retransfundiert.

Tabelle 11. Hämatokritabfall bei Hämodilution

| | vor HD | nach Austauschvolumen von | | | | |
		500 ml	1000 ml	1500 ml	2000 ml	2500 ml
Patient (43)	48	42	39	36	32	29
Konserve		42	38	36	31	29,5
Patient (42)	45	40	36	32	29	27
Konserve		39,5	36,5	33	29,5	27
Patient (44)	44	39	36	33,5	29,5	27
Konserve		38	34	33	30	27
Patient (45)	40	35	31,5	28	24	
Konserve		34,5	30,5	28	24	
Patient (41)	45/39	34	29	26	24	
Konserve		36	29	26,5	24	
Patient (46)	37	32	28	23	20	
Konserve		31	27	25	21	
$\bar{x}$ Patient	42,2	37,0	33,3	29,8	26,4	27,7
$s_{\bar{x}}$	1,7	1,6	1,8	2,0	1,8	0,7
$\bar{x}$ Konserve		36,8	32,5	30,3	26,6	27,8
$s_{\bar{x}}$		1,6	1,8	1,8	1,7	0,8

Tabelle 12. Hämatokritanstieg nach Retransfusion.
Blutverlust < 300 ml

	Ausgangswert	nach Retransf.	Endwert
(1)	45	35	41
(10)	37	29	32
(17)	41	34	37
(20)	39	31	34
(25)	38	32	35
(31)	49	34	45
$\bar{x}$	41,5	32,5	37,3
$s_{\bar{x}}$	1,9	0,9	2,0

nach Blutverlust > 1000 ml

	Ausgangswert	nach Retransf.	Endwert
(11) (1000)	41	20	25
(37) (1200)	42	30	35
(39) (1000)	42	31	34
(44) (1800)	44	30	33
$\bar{x}$	42,3	27,8	31,8
$s_{\bar{x}}$	0,6	2,6	2,3

Bei Op-ende lag der Hämatokrit im Mittel bei 28,3 ± 0,7%, nach
Abschluß der Retransfusion betrug er 31,6 ± 0,7. In 24 Fällen
wurden nach Op-ende noch die verbleibenden 500-1500 ml, durchschnittlich 840 ml Eigenblut retransfundiert. Die Retransfusion
erfolgte unter ZVD-Kontrolle noch am Abend des Operationstages
bzw. in der Nacht und war stets am folgenden Morgen abgeschlossen.
In einem Fall (6) mußte eine Konserve wegen eingetretener Blutgerinnung verworfen werden.

5.8.2. Hämatokrit bei Retransfusion

Bei 16 Patienten stieg der Hämatokrit nach Op-ende bzw. nach
Abschluß der Retransfusion um mindestens 2% an, 7 mal betrug
der Anstieg zwischen 5 und 11% (Tabelle 12). 6 Patienten zeigten
unter der Retransfusion keinen entsprechenden Hk-Anstieg (Tabelle 13). Der Hämatokrit stieg entweder nur um 1-2% an, während
der Anstieg 3.4% hätte betragen müssen (vgl. Disk. 6.7.3.), oder
fiel in 3 Fällen sogar ab. Der Abfall bestand je nach dem Zeitpunkt der Beendigung der Retransfusion am ersten bzw. zweiten
postoperativen Tag. Bei 8 Patienten kam es nach Abschluß der
Retransfusion zu einem Hk-Abfall um 3 bis 6%, im Mittel um 5%
über einen Zeitraum von 1-2 Tagen postoperativ.

5.8.3. Freies Hämoglobin

Wegen des fehlenden Hk-Anstiegs unter der Retransfusion wurde in
7 Fällen das freie Hämoglobin im Serum unmittelbar nach Abschluß
der Retransfusion und 4 mal außerdem im Urin der anschließenden
nächtlichen Sammelperiode bestimmt. Das freie Hämoglobin im
Serum war in 5 Fällen mit Werten zwischen 24 und 65 mg/l innerhalb des Normbereiches von unter 100 ml/l, in 2 Fällen auf 137
bzw. 204 mg/l erhöht. Die Urinanalyse auf freies Hb war speziell
in einem dieser Fälle negativ, im anderen Fall liegt kein Ergebnis
vor.

5.8.4. Hämatokritverlust, Anämie

Bei allen Patienten blieb der postoperative Hämatokrit wesentlich
unter dem Ausgangwert. Das gilt insbesondere auch für Patienten,
die nahezu keinen Blutverlust erlitten haben (Tabelle 12). Bei
6 Patienten wurde der Blutverlust auf 300 ml und weniger geschätzt.
Der Hämatokrit dieser Patienten lag präoperativ im Mittel bei
$41,5 \pm 1,9\%$, postoperativ bei $37,3 \pm 2,0$, wobei jeweils der
höchste postoperative Hämatokritwert innerhalb der ersten drei
Tage nach a.n.H. zugrundegelegt wurde. Die hier verglichenen
präoperativen und postoperativen Werte entstammen jeweils beide
den automatischen Analysen mit dem Coulter-Counter. Bei 17
Patienten lag der postoperative Hämatokritwert unter 30%, entsprechend 10 g% Hb, bei 2 betrug er 25% oder darunter, bei
3 weiteren fiel er in den ersten postoperativen Tagen auf Werte
unter 25%. Diese niedrigen postoperativen Hämatokritwerte er-
forderten in nur 2 Fällen (11, 13), in denen zugleich Kreislaufsymptomatik bestand, Behandlung mit Bluttransfusionen.

5.8.5. Fremdblutbedarf

In 3 Fällen wurden intraoperativ Fremdblutkonserven transfundiert.
In 2 Fällen (Pankreatoduodenektomie nach Whipple; Magennachresek-
tion) überschritt der Blutverlust die entnommene Eigenblutmenge,
es wurden 8 bzw. 2 Blutkonserven erforderlich. In einem Fall
machte eine pulmonale O_2-Diffusionsstörung mit pO_2-Werten unter
50 mmHg bei instabiler Kreislauflage die Transfusion (zur Ver-
mehrung von Sauerstoffträgern) erforderlich.

In 4 weiteren Fällen wurde postoperativ Blut transfundiert; in
2 Fällen (11, 13) resultierte eine Anämie von Hk 19 bzw. 24%
mit Kreislaufsymptomatik. Bei einer Patientin (46) kam es zu
einem postoperativen Hb-Abfall von 9,2 auf 7,4 g% innerhalb
von 2 Tagen. Bei einer anderen Patientin (32) schließlich wurde
2 mal eine Bluttransfusion begonnen, die beide Male nach 50-100 ml
wegen akuter Unverträglichkeitsreaktion abgebrochen werden mußte -
diese Patientin entwickelte nach 2 Monaten eine ikterische Hepatitis. Außer Betracht bleiben Bluttransfusionen bei Relaparo-
tomie in 3 Fällen.

5.8.6. *Postoperativer Verlauf*

Der postoperative Heilverlauf zeigt vom chirurgischen Aspekt
keine häufigere Komplikationsrate als in einem Krankengut dieser
Zusammensetzung bezüglich Wundheilstörungen, Anastomoseninsuffi-
zienz u.a. zu erwarten ist. In einem Fall (45) entwickelte sich
am 4. postoperativen Tag eine tiefe Beinvenenthrombophlebitis.

Bei 5 Kranken trat am ersten oder zweiten postoperativen Tag ein
Kreislaufkollaps im Rahmen der routinemäßigen Mobilisierung auf.
Bei diesen Patienten betrug die Ruhefrequenz des Pulses am be-
treffenden Tage im Mittel 96/min und war gegenüber der präoperativen Pulsfrequenz von 75/min erhöht.

6. DISKUSSION

6.1. Kreislaufverhalten

Die gemessenen Kreislaufparameter haben im Gesamtbild ergeben,
daß die akute normovolämische Hämodilution bei stabilen Druckverhältnissen und gleichbleibender Herzfrequenz zu einer Steigerung des Herzzeitvolumens führt. Eine Steigerung der Hirndurchblutung und bei einem Teil der Untersuchten auch der peripheren Durchblutung konnte für den Zeitraum der Dilutionsphase
festgestellt werden. Die HZV-Steigerung wird über eine Erhöhung
des Schlagvolumens wirksam. Dieses Regelverhalten gilt auch für
die Mehrzahl der Einzelfälle, wiederum bezogen auf den Zeitraum
der Verdünnungsphase. Insoweit stimmt das Kreislaufverhalten
des untersuchten Krankengutes mit den zahlreichen in der Literatur angegebenen Untersuchungsergebnissen überein (9, 66, 69,
71, 82, 93). Problematisch aber sind die Kreislaufveränderungen,
die sich unmittelbar nach der Hämodilution, in Einzelfällen
schon am Ende der a.n.H. und in anderen Fällen zu einem späteren
Zeitpunkt eingestellt haben, sowie die schlechte Verträglichkeit
der a.n.H. in 10 Fällen.

6.1.1. Blutdruck

Für den häufig beobachteten Blutdruckanstieg müssen verschiedene
Ursachen diskutiert werden:

Die zahlreichen Blutdrucksteigerungen bei Op-beginn und Op-ende
sowie intraoperativ konnten, sofern sie auf Narkosevertiefung
ansprachen, der Narkose bzw. dem Operationsstreß kausal zugeordnet werden. In 2 Fällen war ein Beatmungsproblem die offen-
sichtliche Ursache für eine Blutdruckerhöhung.

In einem Fall (23) kam es zu einem kurzen Blutdruckanstieg unmittelbar nach Beginn der a.n.H., wobei das HA2O relativ rasch
injiziert worden war. Es kam spontan innerhalb 10 min zur
Remission. Auch wenn die typische Reaktion auf eine Eiweiß-
unverträglichkeit ein Blutdruckabfall ist, könnte hier durch die
direkte zeitliche Korrelation und den Ausschluß anderer Ursachen
ein kausaler Zusammenhang bestehen. LOVEGROVE (74) beobachtete
tierexperimentell Blutdruckerhöhungen nach Plasmainfusionen.
Auch MESSMER (82a) hält diese Art der Unverträglichkeitsreaktion
für möglich. Ein direkter Beweis durch den späteren intracutanen
Hauttest mit einer Verdünnungsreihe von Humanalbumin konnte in
dem angegebenen Fall jedoch nicht erbracht werden. Schließlich
können Blutdrucksteigerungen aber allein durch die rasche Infusion des HA bedingt sein.

Für die in Tabelle 4 angegebenen <u>hypertonen Reaktionen</u> können die genannten Ursachen nicht als Erklärung herangezogen werden. Der Zeitpunkt des Blutdruckanstiegs interferierte nicht mit dem Operationsbeginn. Der Blutdruckanstieg setzte entweder schon in der zweiten Phase der Hämodilution (Abb. 8) ein oder unmittelbar nach Abschluß der Hämodilution (Abb. 6 und 7), meist innerhalb von 30 min. Schließlich bestand auch für die intraoperativ aufgetretenen Blutdruckanstiege eine enge zeitliche Korrelation zur Hämodilution, wenn eine weitere Blutverdünnung verursacht wurde, indem der intraoperative Blutverlust bis Op-mitte durch Plasmaersatzmittel substituiert wurde. Neben dem engen zeitlichen Zusammenhang spricht der Ausschluß anderer Ursachen und die Rückbildung auf rasche Retransfusion (Abb. 6 und 8) für den kausalen Zusammenhang dieser Blutdruckanstiege mit der a.n.H.

Auffallendes Merkmal der systolischen Blutdruckanstiege war die ausgeprägte Erhöhung der <u>Blutdruckamplitude</u>, der diastolische Blutdruck fiel teilweise ab. Der Abfall des diastolischen Blutdrucks und die Zunahme der Druckamplitude sind Hinweise auf die Verringerung des peripheren Strömungswiderstandes.

Der <u>Blutdruckabfall</u>, der bei einigen Patienten akut eintrat, deutet auf die eingeschränkten Kompensationsmöglichkeiten (<u>45</u>). Die hypotonen Kreislaufreaktionen werden im Zusammenhang mit der akuten myokardialen Insuffizienz (Abschn. 6.1.5.) besprochen.

6.1.2. Herzfrequenz

Die im Verlauf der a.n.H. gleichbleibende Herzfrequenz (HF) ist Beweis, daß die dilutionsbedingte HZV-Steigerung über ein erhöhtes Schlagvolumen bewirkt wird. Auch in den Fällen mit Nebenreaktionen fehlt der Frequenzanstieg (Abb. 7) oder er ist relativ geringer als die HZV-Steigerung. Dies gilt für 2 Fälle mit hypotoner Kreislauflage ebenso wie für die Fälle mit hypertoner Reaktion (Abb. 6 und 7). Für die letzteren Fälle ist aber auffallend, daß die Pulsbeschleunigung nicht zugleich mit dem Blutdruckanstieg oder der HZV-Steigerung eintrat, sondern in der Regel erst einsetzte, wenn die hypertone Reaktion bereits wieder im Abklingen begriffen war.

Die meist fehlende Frequenzbeschleunigung synchron mit dem akuten Blutdruckanstieg könnten dem reflektorischen Einfluß der Baroreceptoren im Carotissinus zuzuschreiben sein. Die Stärke des Baroreflexes zeigt größere individuelle Unterschiede (<u>14a</u>), die erklären können, daß nicht bei allen Patienten durch den akuten Blutdruckanstieg die Pulsbeschleunigung supprimiert wurde. Der Baroreflex müßte zwar gleichzeitig auch den Blutdruck senken, aber hier besteht möglicherweise eine graduelle Ansprechbarkeit der peripheren α- und zentralen ß-Receptoren (<u>38</u>).

6.1.3. Zentraler Venendruck

Der geringe Anstieg des zentralen Venendrucks (ZDV) unter der a.n.H. kann mit dem erhöhten venösen Reflux (<u>48</u>) erklärt werden, den die a.n.H. bedingt. In Einzelfällen (6, 20, 25) kam es zu einem ausgeprägten ZVD-Anstieg, der allerdings in nur einem Fall

(6) schon bei Dilutionsende eintrat und mit einer akuten Myokard-
insuffizienz in Zusammenhang gebracht werden kann. In den beiden
Fällen kann der ZVD-Anstieg weder einer Myokardinsuffizienz noch
einer Hypervolämie sicher zugeordnet werden. Die abfallende
Tendenz des ZDV in den Mittelwerten bei Op-mitte läßt an eine
Hypovolämie denken, die jedoch angesichts der intensiven Volumen-
substitution wenig wahrscheinlich ist (vgl. Abschn. 6.1.10).
Auf die zweifelhafte Aussagekraft der Venendruckmessung weist
BURRI (15) hin.

6.1.4. Pulmonalarteriendruck

Der geringe Anstieg des Pulmonalarteriendrucks (PAP) in den
Mittelwerten während der Dilutionsphase ging parallel mit dem
ZVD-Anstieg. Das Regelverhalten war jedoch ein unveränderter PAP,
der Anstieg in den Mittelwerten ist bedingt durch die Fälle mit
ausgeprägtem PAP-Anstieg. Er kann nicht wie die ZVD-Steigerung
mit dem erhöhten venösen Reflux und dem gesteigerten Stromvolumen
erklärt werden. Die Bewältigung eines erhöhten Stromvolumens er-
fordert wegen des geringen pulmonalen Gefäßwiderstandes keinen
erhöhten Druckgradienten (15a). Eine Steigerung des HZV auf das
2 bis 3fache kann den PAP unbeeinflußt lassen (15a). So zeigten
die Mehrzahl der Untersuchten trotz HZV-Steigerung um 30-50%
einen unveränderten PAP, bei einigen Patienten fiel er sogar ab.

Es müssen deshalb die Fälle mit ausgeprägtem PAP-Anstieg gesondert betrachtet werden. Dabei lassen sich 2 Fallgruppen trennen.
In einigen Fällen trat der PAP-Anstieg systolisch und diastolisch
bei hypotonen systemischen Druckverhältnissen ein, wiederholt zusammen mit einem erheblichen ZDV-Anstieg. In diesen Fällen ist
der PAP-Anstieg durch eine akute myokardiale Insuffizienz zu
erklären (60). Tatsächlich bestanden in einem Fall (6) durch die
ausgeprägte A-Welle in der Pulmonalisdruckkurve (Abb. 10) und
einen zugleich aufgetretenen inkompletten Rechtsschenkelblock
Hinweise dafür. In einem anderen Fall (16) kann die negativ
inotrope Wirkung der aufgetretenen Acidose als ausreichende Erklärung angenommen werden. In einem dritten Fall (25) lieferte
der gleichzeitige Anstieg des linksatrialen Drucks einen Hinweis
auf Myokardinsuffizienz (60). In all diesen Fällen war typischer-
weise auch der diastolische PAP angestiegen.

In einer anderen Fallgruppe, in der der PAP-Anstieg mit hypertoner Reaktion und/oder unproportionaler HZV-Steigerung einherging,
muß eine gemeinsame Ursache für das Gesamtbild dieser hyperdynamen
Nebenreaktion angenommen werden. Als erste pathophysiologische Ursache muß eine Hypoxie im Sinne des von Euler-Liljestrand-Mecha-
nismus (29, 110) bedacht werden, der bei Hypoxiebeatmung über
den alveolovasculären Reflex zu einem akuten pulmonalen Hochdruck
führt. Hierbei handelt es sich um einen lokalen und direkten
Reflex, der oft erst nach einer Latenzzeit wirksam wird (13).
Neben der alveolären Hypoxie ist auch die arterielle Hypoxämie
ein adäquater Reiz zur Auslösung dieses Reflexmechanismus (10).
Ferner kann eine akute PAP-Erhöhung auch durch Hyperkapnie ausgelöst werden, die auch oft einen leichten Blutdruckanstieg bewirkt (111). Dabei tritt der Druckanstieg im Lungenkreislauf
wesentlich früher auf als im peripheren Kreislauf (111). Der

andere mögliche Wirkungsmechanismus des PAP-Anstiegs wäre ein
sympathicoadrenerger Reiz. Bei der akuten Hyperkapnie jedoch
wurde keine Katecholaminerhöhung im Zusammenhang mit dem PAP-
Anstieg gefunden (111). Auch die eigenen Untersuchungsergebnisse
sprechen gegen einen Katecholamineinfluß.

6.1.5. *Herzzeitvolumen*

Der Messung des Herzzeitvolumens (HZV) kommt besondere Bedeutung
im Rahmen dieser Untersuchung zu. Wegen der Änderung der Hämodynamik durch die Hämodilution und speziell wegen der beobachteten extremen HZV-Steigerungen bedarf die Untersuchungsmethode
einer ausführlichen Besprechung.

<u>Diskussion der Methode.</u> Die Thermodilutionsmethode beruht auf dem
erstmals von FICK (33) angewandten Prinzip aller Indikatorverdünnungsmethoden, daß sich aus der Verdünnung einer in die Strombahn injizierten Indikatormenge das Volumen in der Strombahn ableiten läßt. LOCHNER (73) verwendete erstmals.Kälte als Indikator.
FEGLER (32) inaugurierte 1953 die Thermodilutionsmethode zur
Bestimmung des HZV. Das Integral unter der Verdünnungskurve, der
Kurve des Temperaturabfalls, erlaubt die Berechnung des HZV nach
der Stewart-Hamilton-Formel (52, 112, 113, 114). Nach Injektion
der Kälte in den rechten Vorhof wurde ursprünglich als Meßort
die Aorta gewählt (32). Die einfachere Methode ist aber die
Rechtsherz-HZV-Bestimmung (36).

Zur <u>Durchmischung</u> des Indikators genügt die Passage durch das
rechte Herz und Temperaturmessung in der A.pulmonalis (36, 122).
Wenn auch eine unvollständige Durchmischung auf dieser kurzen
Strecke beschrieben wurde (73), so ist sie doch stets gleichmäßig
(122) und beeinträchtigt nicht die gute Reproduzierbarkeit (36,
106, 114). Sogar bei Herzvitien wird eine ausreichende Durchmischung mit relativ konstanten Resultaten der HZV-Messungen beschrieben (36).

Ein unvermeidliches Problem der Kälteverdünnungsmethode ist der
<u>Indikatorverlust</u> durch Wärmeaustausch mit den angrenzenden Ge-
fäßwänden. Der Indikatorverlust wird durch die verkürzte Durch-
mischungsstrecke bei der Rechtsherz- HZV-Bestimmung reduziert.
Er wird weiter vermindert durch die Verwendung eines Indikators
von Raumtemperatur (31, 121). Er kann aber bei der Thermodilutionsmethode grundsätzlich nicht ausgeschlossen werden. Deshalb
verläuft der erste Teil der Kurve, der aufsteigende Schenkel,
bei der Thermodilutionsmethode relativ abgeflacht im Vergleich
zu anderen Farbstoffverdünnungsmethoden (37, 114). Danach voll-
zieht sich der gegenläufige Vorgang: durch Wärmeaustausch mit der
abgekühlten Gefäßwand wird der anfangs exponentielle Abfall der
Kurve verzögert, beginnend von dem Punkt, an dem T noch die Hälfte
des Maximalausschlages beträgt (114).

Thermodilutionskurven verlaufen protrahierter als Farbstoffver-
dünnungskurven (37, 57, 67, 114). Die flacheren Kurven ergeben
ein zu hohes Ergebnis bei der Kalkulation des HZV (75, 106).
Dennoch wird der systemische Fehler auf Grund vergleichender
Untersuchungen mit der Farbstoffverdünnungsmethode,der Fickschen
Methode und der elektromagnetischen Flow-Messung mit nicht mehr
als 4-10% angegeben (57, 76, 112, 113, 114).

Um den Fehler auszuschließen, der sich bei der Integration der protahierten Kurvenverläufe einstellt, wurden verschiedene Methoden der Planimetrie angegeben (114). Beim Verfahren von SLAMA und PIIPER (113) wird nur integriert, bis die Temperaturkurve 2/3 des Maximalausschlages erreicht hat; die restliche Fläche wird als feste Proportion zur ersten Teilfäche kalkuliert und in die Konstante der HZV-Formel einbezogen. SANMARCO (106) führt die Planimetrie durch bis zu dem Punkt, an dem die Kurve 10% des Maximalwertes wieder erreicht hat. MEISNER (77) empfiehlt die Integration der gesamten Kurve. Letztlich jedoch machen die verschiedenen Planimetrieverfahren weniger als 5% Fehlerbreite aus (114). Bei unserem Vorgehen wurde die Planimetrie nach einer Integrationszeit von 25 sec abgebrochen.

Der intensive Wärmeaustausch hat den Vorteil, daß der Kältebolus sich beim Passieren der Kreislaufperipherie nahezu komplett aufwärmt (36). Es kommt nicht zu einem Rezirkulationsgipfel wie bei der Farbstoffverdünnungsmethode. Es ändert sich lediglich die Basistemperatur um etwa 4% des Maximalausschlags, in der Regel weniger als $0,02^{\circ}C$ (37, 106).

Damit hat die Thermodilutionsmethode gegenüber anderen Indikatorverdünnungsverfahren eine Reihe von Vorteilen (37, 57, 67, 106, 112, 114):

1. Geringe Rezirkulation durch Wärmeaustausch in der Peripherie und damit gute Reproduzierbarkeit.
2. Beliebige Wiederholbarkeit bei nur geringer Nullpunktsverlagerung, es bleibt lediglich die Flüssigkeitsbelastung durch den Kälteträger (z. B. 5% Glucose).
3. Kein Blutverlust durch Entnahme von Proben.
4. Keine Katheterartefakte infolge intravasaler TemperaturMessung.

Methodische Probleme. Die zentrale Bluttemperatur in der A.pulmonalis unterliegt atemabhängigen Schwankungen in der Größenordnung von 0,01 bis $0,02^{\circ}C$ (37, 112). Bei durchschnittlicher Atemaktivität gerät der Fehler außer Betracht, wenn der Kältebolus ausreichend groß ist, mindestens 1 ml Injektat je 1 l HZV (37, 121). Damit ist die angewandte Injektatmenge von 10 ml, auf die der Computer programmiert ist, ausreichend bemessen (14). Der andere zu betrachtende Temperaturfehler durch Verschiebung der Basistemperatur von etwa $0,02^{\circ}C$ je Messung (37, 106) ist ohne Belang bei einem HZV-Gerät wie dem verwendeten, das Blut- und Injektattemperatur fortlaufend mißt. Eine zu hohe Temperaturmessung durch den Thermistor, vereinzelt bei unseren Untersuchungen über $39^{\circ}C$, hat keinen nennenswerten Einfluß auf die HZV-Werte (34). Das Vorspritzen von Kälte zur Kühlung des Katheters ist nicht erforderlich, wenn der Katheter eine nur kurze Gewebsstrecke durchläuft wie bei der Einführung über die V. jugularis interna (14).

Der Hämatokritabfall ist von relativ geringem Einfluß bei der Kälteverdünnungsmethode, da die Indikatordurchmischung mit dem ganzen Blut stattfindet und nicht nur, wie bei anderen Indikatorverdünnungsmethoden, den plasmatischen Anteil betrifft. Bei Senkung des Hämatokrits von 40 auf 30% ändert sich die spezifische Dichte des Blutes von 1,058 auf 1,049, die spezifische Wärme

von O,87 auf O,89 (75). Die beiden Größen verändern sich also
gegenläufig, wenn auch nicht umgekehrt proportional; die resultierende Fehlerbreite liegt unter 5%.

Bei den vorgenommenen 250 HZV-Bestimmungen, die jeweils aus
mindestens 5 Einzelmessungen bestanden, zeigte sich bei 75%
der Messungen eine gute Reproduzierbarkeit mit einer Fehlerbreite
von unter 5%, wie sie auch von anderen Autoren (34, 106, 114)
angegeben wird. Bei 15% der Bestimmungen ergab sich eine größere
Streubreite um zwei verschiedene Mittelwerte. In diesen Fällen
wurde entweder das Meßergebnis verworfen oder der eindeutig
häufigere und wahrscheinlichere Wert gewählt.

Das letztgenannte Phänomen trat kaum je vor der Hämodilution auf,
sondern meist zu späteren Meßzeiten, wenn sich die hämodynamische
Situation geändert hatte. Es wird als Durchmischungsstörung gedeutet. Dieser Befund steht nicht in Einklang zu den Untersu-
chungsbefunden von VLIERS u. ZILSTRA (122), die bei der Rechtsherz-HZV-Bestimmung eine gleichmäßige Durchmischung beschreiben.
Das Problem der Durchmischungsstörung war bei unseren Befunden
oft bei späteren Kontrollmessungen spontan verschwunden.

Diskussion der Ergebnisse der HZV-Messungen. Die Steigerung des
Herzzeitvolumens von durchschnittlich 4,4 + O,14 vor HD auf
6,O + O,2 l/min nach HD, realtiv auf 136% des Ausgangwertes,
entspricht dem Regelverhalten unter a.n.H., die nach zahlreichen
Angaben in der Literatur bei konstantem Blutdruck zu einer Steigerung des Herzzeitvolumens führt (82, 99, 117).

Die höheren HZV-Ausgangswerte in Serie I im Vergleich zu den geringeren Ausgangs-HZV-Werten in Serie II (Tabelle 3) müssen auf
die Volumengabe von durchschnittlich 690 ml bei 16 Fällen der
Serie I vor HD-Beginn bezogen werden. Die Patienten der Serie I
haben somit schon vor der a.n.H. eine hypervolämische Hämodilution mit einer resultierenden HZV-Steigerung des HZV unter der
a.n.H. geringer. Damit wird zugleich die ausgeprägte Kreislauf-
wirksamkeit der von KIRCHNER (63) empfohlenen Hypervolämie deutlich. Die HZV-Ausgangswerte in Serie II lagen mit Werten von
teilweise weniger als 3 l/min wesentlich unter dem Normbereich
(110). Dies gilt auch für den Herzindex von im Mittel 2,2 + O,1
in Serie II im Vergleich zu 2,9 + O,1 l/min/m^2 (p O,001) in
Serie I. Die erreichten HZV-Spitzenwerte jedoch, die keinen
Unterschied zu denen der Serie I aufweisen, zeigen, daß es sich
in Serie II nicht um ein Kollektiv Herzkranker handelte und daß
in beiden Serien gleiche kardiale Leistungsreserven bestanden.
Umgekehrt dürfen für die Patienten der Serie I ohne den Einfluß
der hypervolämischen Hämodilution entsprechend niedrigere HZV-
Ausgangswerte angenommen werden.

Diese niedrigeren Ausgangswerte müssen teilweise auf die krank-
heitsbedingte Immobilität, teilweise auf das höhere Lebensalter
(58), zum Teil schließlich auf eine relative Hypovolämie, bedingt durch die präoperative Vorbereitung, bezogen werden.
HELMS (54) fand in geriatrischem Krankengut bei vielen Patienten
ein präoperatives Ruhe-HZV von 2,8 oder 2,9 l/min, das unter
Volumengabe von 500-1000 ml um etwa 1 l/min anstieg. Angesichts
der erhöhten HZV-Ausgangswerte wird die HZV-Steigerung durch die
a.n.H. in Serie I unterrepräsentiert; in Serie II dagegen über-
repräsentiert, bedenkt man den Einfluß der Hypovolämie auf die

niedrigen Ausgangwerte. Obwohl das HZV-Verhalten in beiden Gruppen
so unterschiedlich ist, scheint es unter diesem Gesichtspunkt
gerechtfertigt, die Steigerungsrate des HZV im Gesamtkrankengut
zwischen den Meßzeiten vor und nach HD als den rheologischen
Einfluß der a.n.H. zu betrachten.

Der HZV-Steigerung bei der a.n.H. liegt nach den systematischen
Untersuchungen des Abfalls der Blutviskosität mit fallendem Hämatokrit (98, 107, 116) und auf Grund umfangreicher tierexperimen-
teller Studien der Arbeitsgruppe MESSMER (82, 115) und anderer
Autoren (39, 74, 86, 103) der Viskositätsabfall als der wesentliche kreislaufphysiologische Mechanismus für die HZV-Steigerung
zumindest initial (95) zugrunde. In Anbetracht der fehlenden
Frequenzbeschleunigung wird die HZV-Steigerung über eine Schlag-
volumenerhöhung bewirkt, die wiederum durch einen erhöhten venösen
Reflux (48) oder verringerten ventriculären Afterload (27, 86)
erklärt wird.

Ein sympathicoadrenerger Einfluß auf die HZV-Steigerung konnte
tierexperimentell durch Vergleichsuntersuchungen an adrenalek-
tomierten und an kardial denervierten Hunden (39, 74) sowie durch
ß-Receptorenblockade (27) ausgeschlossen werden.

Eine hypoxisch bedingte Vasodilatation betrachtet MURRAY (85)
als unwahrscheinlich, da tierexperimentell unter hyperbarer
Oxygenierung eine ebenso große HZV-Steigerung durch die a.n.H.
resultierte wie ohne zusätzliche Sauerstoffzufuhr.

Die initiale HZV-Steigerung in den ersten Dilutionsstufen, entsprechend einem Hk-Abfall von 40 auf 35%, ist relativ stärker
als nach weiterer Verdünnung auf Hk 30 oder 25% (95, 115).
Diese HZV-Steigerungsraten stehen in Korrelation zu dem anfangs
stärkeren und später geringeren Viskositätsabfall (103, 116)
mit fallendem Hämatokrit (Abb. 1) und sind somit rheologisch
erklärbar. PETER und Mitarb. (92) fanden bei klinischer Anwendung der a.n.H. in der Dilutionsphase, ohne Nebenreaktionen
zu beobachten, nie HZV-Steigerungen von mehr als 50%.

Im untersuchten Krankengut kam es in der Regel nach Abschluß
der a.n.H. noch zu einer weiteren HZV-Steigerung bis zur Meßzeit
Op-mitte. Die ausgeprägtesten HZV-Steigerungen traten bei den
Patienten auf, die andere hämodynamische Reaktionen wie insbesondere Blutdruck- und PAP-Anstieg entwickelten (Tabelle 4 u. 5).
Ein kausaler Zusammenhang muß angenommen werden bei den Patienten,
die eine deutliche Kreislaufreaktion im Verlauf der a.n.H. ohne
äußere Einflüsse boten (Abb. 6 u. 8). Es kann ebenfalls angenommen
werden in den Fällen, in denen die Kreislaufreaktion kurze Zeit
nach Beendigung der a.n.H. eintrat, meist innerhalb von einer
halben bis einen Stunde, noch vor Op-beginn (Abb. 7). Einer Er-
örterung bedarf der Zusammenhang zwischen a.n.H. und HZV-Steigerung, verbunden mit anderen Kreislaufreaktionen, wenn die Veränderung erst im Verlauf der Operation auftrat. Der sympathico-
trope Reiz durch den Operationsstreß könnte ein solches Bild
erklären. Wenn die Reaktion auf Narkosevertiefung nicht ansprach
und wenn der Hämatokrit-Tiefstwert erst während der Operation
erreicht wurde, indem der initiale Blutverlust noch mit Plasmaersatzmitteln substituiert wurde, liegt es jedoch nahe, auch
diese späten HZV-Steigerungen ursächlich auf die Hämodilution
zu beziehen.

Auch in der Literatur finden sich Hinweise für HZV-Steigerungen, die nicht durch den rheologisch günstigen Effekt der a.n.H. erklärbar sind. RACE (95) beschreibt einen stärkeren HZV-Anstieg bei Hk-Abfall unter 25%. MESSMER u. Mitarb. (79) fanden tierexperimentell bei 60 Hunden eine mittlere HZV-Steigerung von fast 50% unter Hk-Senkung von 42 auf 30%; von weiteren 6% bis Hk 25; dann aber mehr als 15% bei weiterem Hk-Abfall auf 19%. Diese Zahlen sind der Abb. 1 der genannten Arbeit (79) entnommen. Dieser ungleich stärkere HZV-Anstieg im tieferen Hämatokritbereich kann nicht im wesentlichen auf einen Viskositätsabfall bezogen werden, da dieser Effekt bei Hk-Werten unter 30% immer weniger wirksam wird (72, 96, 103). Sondern hierfür muß ein autoregulativer Vorgang angenommen werden, wie entweder eine sympathicoadrenerge Kreislaufreaktion oder eine hypoxiebedingte Vasodilatation. Die ausgeprägten HZV-Steigerungen bei Hämatokritwerten unter 30% werden auch nach Ausschaltung des sympathicoadrenergen Einflusses durch Adrenalektomie (74) oder Denervation des Herzens (39) beobachtet. So muß die hypoxisch bedingte Vasodilatation und Durchblutungssteigerung (22) näher betrachtet werden. Dies wird im Zusammenhang mit der Sauerstoffversorgung (Abschn. 6.2. u. 6.5.) besprochen.

Eine kleine Fallgruppe ist gesondert zu besprechen, bei der es zu unproportionalem HZV-Anstieg ohne die sonst beobachteten Kreislaufreaktionen kam. Die hypotonen systemischen Blutdruckverhältnisse (Fall 14) zusammen mit einem systolischen und diastolischen PAP-Anstieg (6, 16, 34), zweimal auch mit ZVD-Anstieg, waren Hinweise auf eine akute myokardiale Insuffizienz. Sie konnte einmal aus einem akut aufgetretenen Rechtsschenkelblock (Fall 6), einmal aus einer Acidose im Zusammenhang mit einem Beatmungsproblem (Fall 16) und einmal aus einer vorbestehenden Hypoxämie durch pulmonale O_2-Diffusionsstörung (Fall 34) erklärt werden. Die negativ inotrope Wirkung von Acidose (110) und Hypoxie (25, 58) sind bekannt. In diesen Fällen kann angenommen werden, daß trotz beeinträchtigter Myokardfunktion eine ausreichende Leistungsreserve verblieb, die HZV-Steigerungen ermöglichte.

Schließlich muß die Möglichkeit in Betracht gezogen werden, daß die unproportional hohen HZV-Werte aus einer Durchmischungsstörung des Kältebolus resultieren. Dies wäre aus einer relativ abgeflachten Form der Temperatur-Zeit-Kurve zu ersehen. Da die Kurven nicht mitgeschrieben wurden, kann zu dieser Frage auf Grund eigener Befunde nicht Stellung genommen werden. Die gleichzeitige Veränderung der anderen Kreislaufparameter und die mächtigen kardialen Kontraktionen dürfen als Indizien für die Echtheit der hohen HZV-Werte angesehen werden. Ferner erreichen die Durchmischungsstörungen, auch wenn wir sie bei den erwähnten Streubefunden angenommen haben, nicht das Ausmaß, um HZV-Steigerungen von meist mehreren l/min zu erklären.

Zusammenfassend können die HZV-Steigerungen, die in der ersten Dilutionsphase relativ stärker als in der zweiten sind, in einem Ausmaß von insgesamt 30-40% dem rheologisch günstigen Einfluß der a.n.H. zugeordnet werden. Weitere HZV-Steigerungen, die bei stärkerer Dilution oder nach Abschluß der a.n.H. spontan auftreten, werden durch autoregulative Kreislaufveränderungen bedingt.

6.1.6. *Periphere Durchblutung*

Die Messung der peripheren Durchblutung mit der Venenverschlußplethysmographie (VVP) am Unterarm hat eine größere Fehlerbreite
als am Unterschenkel. Durch den relativ größeren Anteil der Haut
im Verhältnis zur Muskeldurchblutung sind die vielschichtigen
Steuermechanismen der Hautdurchblutung (11) bei der Messung am
Unterarm von größerem Einfluß. Insgesamt aber ist die Methode
ein für die Klinik brauchbares Verfahren (2, 84). Die Ruhe-
Durchblutung am Unterarm wird mit 2-6 ml/100 ml/min angegeben,
die Fehlerbreite beträgt 10-15% (2, 11).

Die Durchblutungsmessung zeigte bei 5 Patienten einen deutlichen
Anstieg unter der Hämodilution (Abb. 12). Bei vier Patienten
(Tabelle 7) war die Steigerungsrate von 3,8 auf 5,7 ml/100 ml/
min mit dem Viskositätsabfall erklärbar. Denn eine vergleichbare
Steigerungsrate von 1,8 auf 2,6 ml/100 ml/min wird nach Infusion
von 500 ml Dextran 40 beschrieben (44). Bei einem Patienten (10)
war die Steigerung unverhältnismäßig groß und muß auf andere
Einflüsse bezogen werden, wie z. B. die α-Blockade durch DHB.
Dieser Fall wurde deshalb bei der Errechnung der Mittelwerte
dieser Gruppe ausgeschlossen, zumal auch das Niveau der gemessenen Größen bei diesem Patienten so weit über dem der übrigen
Gruppe lag, daß das Gesamtbild verzerrt würde.

Die Durchblutungssteigerung war nicht anhaltend. In einem Einzelfall (14) ergab eine Kontrollmessung 30 min nach Abschluß der
HD bereits einen Abfall von 5,9 auf 3,0 ml/100 ml/min. Insgesamt kam es im Verlauf der OP zu einem deutlichen Durchblutungsabfall. Vier Patienten hatten schon vor HD eine verminderte Ruhe-
durchblutung, die durch die Dilution nicht beeinflußt wurde. Die
hohen Ausgangswerte bei 2 Patienten (12, 15) müssen teilweise
auf die induzierte Hypervolämie bezogen werden, die in diesen
Fällen mit Macrodex in der Menge von 20% des errechneten Blutvolumens vorausgegangen war und auch zu entsprechendem Hk-Abfall
(Tabelle 1) geführt hatte. Auch in Fall 4 war bereits vor der
a.n.H. eine Hämodilution durch Hypervolämie erfolgt mit Hk-Abfall
von 44 auf 35%. In den letztgenannten 3 Fällen war offenbar der
positive viskositätssenkende Effekt der a.n.H. durch die vorausgegangene hypervolämische Dilution schon ausgeschöpft. Teilweise
dürften für die extrem gesteigerten Ausgangswerte aber auch medi-
kamentöse Einflüsse geltend gemacht werden.

In vielen Fällen trat unter der a.n.H. oder unmittelbar danach
eine sichtbare Vasoconstriction und eine ausgeprägte Verminderung
der Hautdurchblutung ein. Da die Hautdurchblutung bei der VVP
am Unterarm relativ stark repräsentiert ist, hat ihre Abnahme
wesentlichen Einfluß auf die Meßergebnisse. Wenn die Durchblutung
jedoch auf einen Bruchteil des Ausgangswertes zurückgeht (Abb.
12) bzw. extrem unter dem Normbereich liegt (Tabelle 7), muß eine
entsprechende Drosselung auch der Muskeldurchblutung angenommen
werden. Unter diesem Aspekt erscheint auch die Messung der Hauttemperatur durch die klinische Graduierung der Hautdurchblutung
als ein relevantes Maß für die periphere Durchblutung, zumal
neben dem Kältegrad der Haut auch die Mikrozirkulation anhand
einer verzögerten Kapillardurchblutung am Nagelbett und vereinzelt eine Akrocyanose mitbeurteilt wurden.

Die <u>Abnahme der peripheren Durchblutung</u> war ein konstantes Phänomen bei nahezu allen Patienten nach Abschluß der a.n.H., wobei
die Drosselung der Hautdurchblutung der Abnahme der Muskeldurchblutung vorauseilte. Dieser Befund steht nicht in Einklang mit
den Befunden anderer Untersucher (<u>82a</u>, <u>91</u>).

Die Suche nach anderen Einflüssen als der a.n.H. hat nur bei
den ersten Patienten einen Abfall der Körpertemperatur als mögliche Ursache erkennen lassen, danach wurden stets Wärmefolien
verwendet.

6.1.7. Hirndurchblutung

Hierbei interessieren in erster Linie die Durchblutungsgrößen
der grauen Substanz. Während die Ausgangswerte, bedingt durch
Narkoseeinflüsse, um 30% unter dem Normbereich lagen (<u>94</u>),
setzte in der ersten Phase der Dilution unter Hämatokritsenkung
von 38,4 auf 30,0% nur eine geringe Erhöhung der cerebralen
Durchblutung (CBF) ein, relativ um 8%. Erst in der zweiten Phase
kam es mit einem Hämatokritabfall auf 24,8% zu einem stärkeren
Anstieg des CBF um 25% vom Ausgangswert (Abb. 11).

Die Steigerung der Hirndurchblutung ging also nicht parallel mit
den anderen Kreislaufveränderungen, insbesondere der initial grös-
seren HZV-Steigerung. Der CBF zeigte damit keine direkte Abhängigkeit vom Viskositätsabfall.

Dieser Befund steht in Einklang mit den Untersuchungsergebnissen
anderer Arbeitsgruppen (<u>50</u>, <u>90</u>), die unter Hämokonzentration wie
unter Hämodilution bis Hk 30% und entsprechenden Viskositätsverän-
derungen den CBF relativ unbeeinflußt fanden. Die erst bei tieferen Hk-Werten auftretende CBF-Erhöhung wird auf die Abnahme
der O_2-Kapazität des Blutes bezogen (<u>49</u>). So fanden HÄGGENDAL u.
NORBÄCK (<u>50</u>) unabhängig vom Hämatokrit bei Hyperkapnie eine deutliche Zunahme der Hirndurchblutung. Zu den entsprechenden Ergebnissen gelangten auch PAULSEN u. Mitarb. (<u>90</u>), die einen sehr
viel stärkeren Einfluß von Hypoxämie als von Viskositätssenkung
beschreiben. Insgesamt kommen die skandinavischen Autoren zu dem
Schluß, daß die Steuerung der Hirndurchblutung durch Autoregulation erfolgt und kaum viskositätsabhängig ist.

Andererseits fanden GOTTSTEIN u. Mitarb. (<u>43</u>) bei hypervolämischer
Dilution mit Dextran 60 und Hämatokritsenkung von 42 auf 37% eine
CBF-Zunahme um 23%, mit Dextran 40 sogar um 44%, dies nicht nur
bei cerebral Gefäßkranken bzw. nach Trauma, sondern auch bei
Gefäßgesunden. Die Durchblutungssteigerung bei primär gestörter
Hirndurchblutung ist ein verständlicher Vorgang, da hierbei die
Autoregulation beeinträchtigt ist.

Nach unseren Befunden ist demnach bei Dilution bis zu einem
Hämatokrit von 30% keine cerebrale Hypoxie gegeben, die eine
autoregulative CBF-Steigerung induziert. Dagegen muß der Anstieg
der Hirndurchblutung bei tieferen Hk-Werten möglicherweise und
in Einklang mit anderen Autoren (<u>50</u>, <u>90</u>) mit dem verringerten
arteriellen O_2-Gehalt in Zusammenhang gebracht werden.

6.1.8. Organdurchblutung

Die Durchblutungsveränderungen in einzelnen Organen zeigen keine
direkte Korrelation zur Steigerung des Herzminutenvolumens.
Im Gegensatz zur anfangs kaum beeinflußten Hirndurchblutung führt
die a.n.H. bei der Coronardurchblutung schon bei geringer Dilution zu einer Steigerung auf das Vielfache (8, 86, 95). BASSENGE
u. Mitarb. (8) fanden tierexperimentell unter Hämodilution von
Hk 51 auf 13% eine Zunahme der Coronardurchblutung von 28 auf
>110 ml/min, relativ um 480%, bei einer HZV-Steigerung um 93%.
Dabei nahm der coronare RED CELL FLUX (RCF) anfangs zu und
zeigte ein Plateau bei weiterer Dilution von Hk 32 auf 15%.
Die Zunahme des RCF war keine Luxusdurchblutung, sondern stand
in direktem Verhältnis zur äußeren Herzarbeit. Die reaktive
Hyperämie nach Okklusion trat bei Hk 30% in verringertem Maße,
bei Hk 12% nicht mehr auf (101). Der durch die a.n.H. unproportional gesteigerten Coronardurchblutung liegt also eine regula-
tive Vasodilatation zugrunde. Damit wird ein Teil der vasodila-
tatorischen Coronarreserve schon in Ruhe abgeschöpft (108).

Die Nierendurchblutung bleibt nach den Befunden von RACE (95)
mit fallendem Hämatokrit relativ hinter der HZV-Steigerung
zurück. Nach KRAMER u. Mitarb. (68) erfährt die Nierendurchblutung in den ersten Minuten nach der a.n.H. eine unproportionale Steigerung um 100% des Ausgangswertes, um innerhalb einer
Stunde abzusinken auf ein Niveau, das 20-30% über dem Ausgangswert liegt. Hierfür werden autoregulative Einflüsse mit Durchblutungsumverteilung innerhalb der Niere angenommen (68) wie sie
auch für das akute Nierenversagen nachgewiesen wurden (102).

Die Leberdurchblutung, gemessen als Flow in der a. hepatica
(95) sowie als totale Leberdurchblutung (17), zeigt einen geringeren Anstieg verglichen mit dem HZV-Anstieg.

Nach diesen Befunden muß die gleichmäßige Verteilung des gesteigerten HZV auf die verschiedenen Organe und Organsysteme in
Frage gestellt werden (41). Die akute normovolämische Hämodilution führt zu einer Umverteilung der Durchblutungsgrößen zugunsten der Coronar- und Vertebralisdurchblutung und auf Kosten
der Leber-, Nieren- und Carotisdurchblutung (95). Eine solche
Durchblutungsumverteilung muß auch auf Grund der vorgelegten
Befunde angenommen werden mit Drosselung der peripheren Durchblutung bei gesteigertem HZV und Verschiebung zugunsten zentraler Organe.

6.1.9. Strömungswiderstand

Der Abfall des TPR unter der akuten normovolämischen Hämodilution
wird als Folge der verringerten Blutviskosität betrachtet (82, 95,
103, 115). Beide Größen nehmen einen nahezu parallelen Verlauf so-
wohl bei Hämodilution wie auch Hämokonzentration (82, 99). Dabei po-
tenzieren sich die Effekte einmal des Viskositätsabfalls durch sin-
kenden Hämatokrit, zum anderen der zusätzlichen Viskositätssenkung durch die erhöhte Fließgeschwindigkeit (81). Diese Betrach-
tung ist jedoch nur sinnvoll bei einem unveränderten Strombett
und darf nur auf die Frühphase der Hämodilution angewandt werden.

Danach vollziehen sich autoregulative Vorgänge, die die Durchblutungsgrößen der verschiedenen Organe und damit den TPR beeinflussen.

Wenn auch bei den Fällen mit schweren Nebenreaktionen, wie insbesondere Blutdruckanstieg und peripherer Vasoconstriction der
TPR fallende Tendenz zeigt, so hat diese Rechengröße hier
schlechte Relevanz zum Gesamtbild des Kreislaufverhaltens. Aus
dem unproportional gesteigerten HZV ergibt sich trotz der Blutdruckanstiege rechnerisch ein Abfall des TPR, während das klinische Bild der Kreislaufreaktion an eine Zentralisation (115)
denken läßt. Das für diese Bezeichnung per definitionem gefor-
derte Mißverhältnis zwischen HZV und Blutdruck mit entsprechendem
Anstieg des Strömungswiderstandes (110) ist jedoch in diesen
Fällen nicht gegeben, so daß der Begriff der Kreislaufzentralisa-
tion auf die beobachteten Nebenreaktionen nicht zutrifft.

6.1.10. Blutvolumen

Das zirkulierende Blutvolumen kann bei den verwendeten Volumen-
ersatzmitteln und insbesondere angesichts der in Serie I induzierten Hypervolämie nicht in einem solchen Maße abgefallen
sein, um die ausgeprägte periphere Vasoconstriction besonders
in den Fällen mit Nebenreaktionen generell zu erklären. Denn die
Volumenwirksamkeit des Dextran 60, des PPL und Humanalbumins in
den verwendeten Konzentrationen wird mit mehr als 5 Std. angegeben (1, 4, 46). Die Kreislaufreaktionen dagegen traten schon
gegen Ende der a.n.H. oder innerhalb von 1/2 bis 1 Std. nach
deren Abschluß auf.

Nur im Falle einer Eiweiß- oder Dextran-Unverträglichkeit ist
auf Grund erhöhter Gefäßpermeabilität ein rascher Verlust von
intravasalem Volumen denkbar (46). Dies sind jedoch seltene
Phänomene (46), nur in einem Fall konnte der Verdacht auf eine
Reaktion auf Humanalbumin erhoben werden.

Tierexperimentell wie klinisch wurde nach a.n.H. ein konstantes
(74, 100) oder erhöhtes Blutvolumen (69, 120) gefunden. Dennoch
wurde die Möglichkeit einer akuten Hypovolämie als Ursache der
akuten Nebenreaktion in Erwägung gezogen und bei 6 Patienten
eine Blutvolumenbestimmung durchgeführt. Die Untersuchungsergebnisse zeigen erhebliche Schwankungen des zirkulierenden Blutvolumens, während in den Mittelwerten keine signifikante Änderung
eintritt (Tabelle 8). Die Fehlerbreite der Methode wird im Vergleich zu anderen Methoden mit 6-9% angegeben (70, 109). Die
Doppelbestimmungen vor HD zeigten eine gute Reproduzierbarkeit.

Unter dem Einfluß von Barbituratnarkosen können Schwankungen des
totalen Blutvolumens auftreten, meist in der Größenordnung von
6-8%, wobei es sich im wesentlichen um eine Verlagerung des
Blutvolumens handelt (109). Zur Erklärung der großen Volumen-
schwankungen nach der a.n.H. muß eine Umverteilung des zirkulierenden Blutvolumens angenommen werden. Die Annahme gewinnt
an Wahrscheinlichkeit, wenn man die Umverteilung der Durchblutungsgrößen bedenkt (Abb. 18). Überdies wurde tierexperimentell
eine Verschiebung zwischen totalem und zentralem Blutvolumen
nachgewiesen (16, 120).

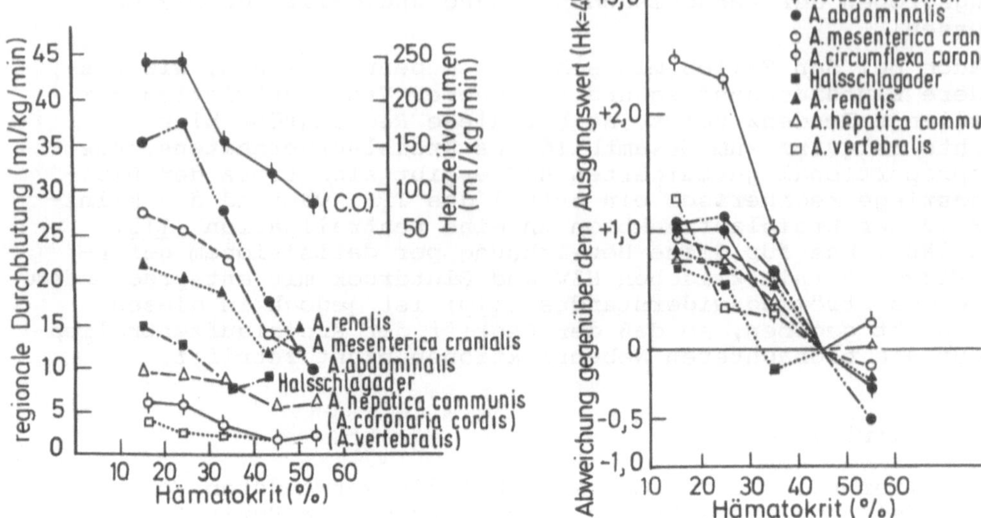

Abb. 18. Das Verhalten von Durchblutungsgrößen in verschiedenen Organgebieten unter akuter normovolämischer Hämodilution nach Befunden von RACE (95). Links sind die regionalen Durchblutungsgrößen als Absolutwerte in Beziehung zum Hämatokrit und dem Herzzeitvolumen (CO) dargestellt. Rechts sind die Durchblutungsgrößen relativ auf den Ausgangswert bei 45% Hk bezogen. Es findet sich ein unverhältnismäßig stärkerer Anstieg der Coronardurchblutung gegenüber den anderen Durchblutungsgrößen

Postoperativ dagegen ist eine Hypovolämie wahrscheinlich. Der in 5 Fällen aufgetretene Kreislaufkollaps am ersten bzw. zweiten postoperativen Tag deutet darauf hin. Hierfür könnte zwar eine orthostatische Dysregulation allein eine hinreichende Erklärung sein, wäre nicht gleichzeitig gerade bei diesen Patienten eine Ruhe-Pulsbeschleunigung von durchschnittlich 20/min gegenüber der präoperativen Herzfrequenz zu verzeichnen gewesen. Deshalb sind die beobachteten Kollapszustände wahrscheinlich auf eine Hypovolämie zu beziehen.

6.2. Sauerstoffversorgung

Die Blutgasanalysen haben ergeben, daß die venöse Sauerstoff-sättigung im Verlauf der a.n.H. absinkt und die Sauerstoffextraktion somit relativ steigt (Tabelle 9). Die absolut extrahierte Sauerstoffmenge bleibt jedoch mit 2,1 Vol% nach HD hinter dem Ausgangswert von 2,7 Vol% vor HD zurück. Dieser Abfall der $AVDO_2$ von 28% wird durch die HZV-Steigerung kompensiert, so daß die systemische O_2-Aufnahme im Mittel geringgradig (nicht signifikant) steigt (Tabelle 10).

6.2.1. Zur Methodik

Die Ableitung der $HbSO_2$ aus dem pO_2 unter Berücksichtigung des
pH-Wertes mit dem Blood Gas Calculator ist eine zuverlässige
Methode (109b) und erbrachte Befunde, die mit einer mittleren
$HbSO_2$-art. von 97,5 ± 0,4 vor HD im physiologischen Bereich
lagen. Die mit dem Oxymeter direkt gemessenen $HbSO_2$-Werte lagen
mit durchschnittlich 92,4 ± 1,0% wesentlich tiefer und blieben
unberücksichtigt, umsomehr als die venösen $HbSO_2$-Werte nach dem
Oxymeter mit durchschnittlich 44% vor HD noch weiter vom Normbereich abwichen.

Die Ermittlung des O_2-Gehaltes mittels der einfachen Formel-
rechnung unterliegt einer größeren Fehlerbreite als bei Verwendung exakter Nomogramme, die den pH-Wert berücksichtigen.
Dieser Fehler kann jedoch bei O_2-Gehaltsänderungen in der Größenordnung von 30-40% unberücksichtigt bleiben. Die Methode findet
auch bei anderen Autoren (99) Anwendung. Die Berechnung der
O_2-Aufnahme ergibt relativ zu niedrige Werte dadurch, daß der
O_2-Gehalt des zentralvenösen, nicht des gemischt-zentralvenösen
Blutes zugrundegelegt worden sind.

6.2.2. Sauerstoffextraktion

Die durchschnittliche $HbSO_2$-art. lag vor HD mit 97,5 ± 0,4%
höher als bei einem unvorbehandelten präoperativen Krankengut
und reflektiert den Effekt der Beatmung, die in der Regel 1-
1 1/2 Std. vor Abnahme der Blutgasproben "vor HD" einsetzte.
Bei 70% der Untersuchten beträgt entsprechend $HbSO_2$ 98 oder 99%,
während der Mittelwert durch 2 Einzelfälle mit $HbSO_2$ < 90% wesentlich beeinflußt wird.

Bei einzelnen Patienten wurde vor HD eine extrem niedrige $AVDO_2$
von unter 2 Vol% gemessen. Dieser Befund stand in einem Fall (15)
in Zusammenhang mit einer erheblich gesteigerten peripheren
Durchblutung (Abb. 12) und kann auch teilweise durch diese erklärt werden. Zum anderen aber ist der durch Narkose, Muskelrelaxation und Beatmung reduzierte systematische O_2-Bedarf Grund
für die verringerte O_2-Extraktion vor HD.

Der Abfall des zentralvenösen pO_2 und der $HbSO_2$ ist ein Zeichen
der vermehrten Sauerstoffextraktion, wie sie auch von anderen
Autoren beschrieben wird (85, 100). Die vermehrte O_2-Extraktion
wird begünstigt durch den Anstieg des 2,3-DPG, der schon 30 min
nach a.n.H. deutlich nachweisbar ist (81). Das DPG-System stellt
somit einen zusätzlichen Kompensationsmechanismus für den Mangel
an Sauerstoffträgern bei der a.n.H. dar (65, 81).

6.2.3. Sauerstofftransportkapazität

Nach den vorgelegten Untersuchungsergebnissen fällt die O_2TC
von 767 ± 28 vor HD auf 660 ± 27 ml/min nach HD signifikant
ab, relativ um 15%. Dieser Befund ist bei einem mittleren Hämatokrit von 24,8% nach HD auch zu erwarten. Denn nach den Befunden
der Arbeitsgruppe MESSMER fällt die O_2TC unter den Ausgangswert

zurück beim Absinken des Hämatokrits unter 27% ($\underline{82}$, $\underline{115}$). Nach
der ersten Dilutionsphase war die O_2TC mit 746 ml/min nur um
3% verringert. Eine Erhöhung der O_2TC (Abb. 2), wie sie von
HINT ($\underline{55}$) auf Grund von Durchblutungs- und Viskositätsunter-
suchungen nach Hämodilution vorausgesagt und von MESSMER u.
Mitarb. ($\underline{82}$, $\underline{115}$) tierexperimentell auch gefunden wurde, konnten
wir nicht beobachten. Allerdings war auch die Studie nicht auf
diese Fragestellung ausgerichtet, indem bei geringeren Dilu-
tionsgraden keine Zwischenmessungen durchgeführt wurden. Auch
von anderen Autoren wird über einen Abfall des systemischen
O_2-Transports berichtet ($\underline{47}$, $\underline{87}$), wobei aber in der erstgenannten Studie ($\underline{47}$) die Austauschanämie mit Ringerlactat durchgeführt und damit ein weniger ausgeprägter HZV-Anstieg erzielt
wurde. Der Red Cell Flow (RCF) ist ein paralleles Maß der O_2TC,
wenn eine vollständige O_2-Sättigung des Hämoglobins angenommen
und der Einfluß des pH-Wertes auf die O_2-Bindungskurve unberücksichtigt bleibt. Nach tierexperimentellen Untersuchungen
verschiedener Autoren liegt das Optimum des RCF bei einem HK von
40%, und mit einsetzender Blutverdünnung fällt der RCF ab ($\underline{48}$, $\underline{100}$).
Die von GUYTON u. RICHARDSON ($\underline{48}$) mitgeteilte Kurve läßt jedoch
erkennen, daß der RCF-Abfall zwischen Hk 40 und 30% nur gering-
fügig ist, um erst bei tieferen Hk-Werten steiler abzufallen
(Abb. 19). Dieser Befund kommt den Ergebnissen der Arbeitsgruppe
MESSMER ($\underline{82}$, $\underline{115}$) nahe (Abb. 2).

6.2.4. *Sauerstoffaufnahme*

Die tatsächliche Sauerstoffversorgung des Organismus läßt sich
erst ermitteln aus der O_2-Aufnahme. Die systemische O_2-Aufnahme
war nach den beschriebenen Ergebnissen in unserem Krankengut vor
und nach HD gleich. Die niedrigen Ausgangswerte des O_2-Verbrauchs
müssen mit der Narkose, insbesondere der Muskelrelaxation und
der fehlenden eigenen Atemaktivität erklärt werden, z. T. auch
mit der Untersuchung zentralvenösen, statt gemischt-venösen
Blutes. Wenn zwar die O_2-Aufnahme in den Mittelwerten konstant
bleibt, so ist doch das unterschiedliche Verhalten der einzelnen
Patienten auffallend. Ein deutlicher $\underline{Abfall}$ der O_2-Aufnahme
überwog bei den Fällen mit ausgeprägten $\underline{Nebenreaktionen}$ (Tabelle 5). Dieser Abfall ist statistisch nicht signifikant. Aber
er führt zu der Überlegung, ob bei diesen Patienten ein Kompensationsmechanismus zur größeren venösen O_2-Ausschöpfung unvoll-
ständig funktioniert.

Ein Hinweis darauf, daß dieser Mechanismus erst nach einer Latenzzeit voll wirksam wird, ist der weitere Abfall der venösen
O_2-Sättigung von 77,2% nach HD auf 74,7% bei Op-mitte.

In der Literatur wird das Verhalten der O_2-Aufnahme unterschiedlich angegeben. JOHANSEN und LAVER ($\underline{61}$) fanden tierexperimentell
einen Anstieg des systemischen O_2-Verbrauchs um 20% nach a.n.H..
GLICK u. Mitarb. ($\underline{39}$) dagegen beschreiben einen Abfall von 20-
30%, wobei aber mit Elektrolytlösungen diluiert wurde und eine
Hypovolämie anzunehmen ist. Von RESTORFF u. Mitarb. ($\underline{100}$) schließlich stellten beim nicht narkotisierten Hund fest, daß der O_2-
Verbrauch unverändert blieb und nicht vom Hämatokrit abhing,
sondern der verringerte arterielle Sauerstoffgehalt über eine
verstärkte venöse Ausschöpfung voll kompensiert wurde.

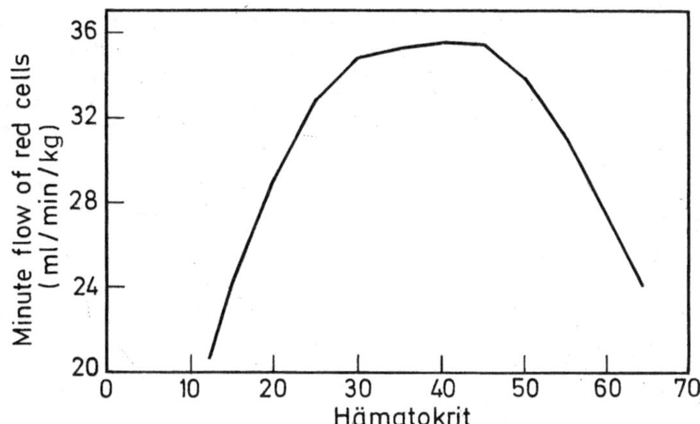

*Abb. 19. Der Red Cell Flow (RCF) fällt unter akuter normovolämi-
scher Hämodilution nach den Befunden von GUYON u. RICHARDSON (48)
ab. Der RCF ist das Produkt aus Hämatokrit und HZV, er ist eine
proportionale Größe der Sauerstofftransportkapazität. Die Autoren
fanden das Optimum bei 40% Hk. Bis 30% war der Anfall des RCF
nur geringgradig, unterhalb von 30% Hk kam es zu einem rapiden
Abfall des RCF*

6.2.5. Sauerstoffversorgung des Herzens

Unter der a.n.H. steigt der myokardiale O_2-Verbrauch an. Dieses
Verhalten wurde tierexperimentell durch Direktbestimmung der
coronaren O_2-Aufnahme (51, 100) sowie klinisch mittels des Ten-
sion Time Index (TTI) nachgewiesen (92). Es kommt nicht zu einer
Herabsetzung des myokardialen Sauerstoffverbrauchs etwa durch
"Ökonomisierung der Herzarbeit" (100), wie die rheologischen
Einflüsse der a.n.H. hätten erwarten lassen können.

<u>Ischämie-Zeichen im EKG.</u> Unter den beobachteten akuten EKG-Ver-
änderungen, unter anderem Schenkelblockbilder, Bigeminus, Ausfall
der P-Wellen, interessieren hier nur die ST-Senkungen. In erster
Linie ist an Einflüsse durch Elektrolytverschiebungen zu denken.
Denn eine Hypokalämie von weniger als 2,5 mval/l kann eine ST-
Senkung verursachen (58, 110). Das typische Hypokaliämie-EKG ist
aber gekennzeichnet durch biphasische T oder U-Wellen (58, 110).
Das Auftreten von ST-Senkungen war fallweise und zeitlich nicht
mit den Kaliumtiefstwerten korreliert. Bei der Mehrzahl der
Fälle lag der Tiefstwert des Kaliums i.S. über 3 mval/l. Akute
ST-Senkungen können ferner auftreten im Zusammenhang mit einer
anaphylaktischen Reaktion (12). Vereinzelt werden ST-Senkungen
nach Dextraninfusionen angegeben (119a).

Nach verbreiteter Auffassung ist eine ST-Senkung jedoch Ausdruck
einer Myokardischämie (58, 62, 110). Definitionsgemäß liegt eine
ST-Senkung vor, wenn die ST-Strecke 0,1mV unter der isoelektrischen
Linie verläuft und 0,08 sec lang ist. Danach muß in 13 Fällen
eine vorübergehende Myokardischämie angenommen werden.

In 8 weiteren Fällen traten ST-Senkungen auf, die die Kriterien
nicht erfüllten, aber im selben Zusammenhang gesehen werden müssen. Nicht-ischämische ST-Übergänge (58, 62) waren abzugrenzen.

In 6 Fällen traten ST-Senkungen im Zusammenhang mit ausgeprägten
Nebenreaktionen und somit unverhältnismäßig vermehrter Druck-
Volumen-Arbeit des Herzens auf. In diesen Fällen kann die ver-
mehrte Herzarbeit als wesentlicher Faktor für eine relative
Ischämie angesehen werden. In den anderen Fällen aber trat die
ST-Senkung ohne ausgeprägte Erhöhung der Herzarbeit auf, so daß
in diesen Fällen der Mangel an Sauerstoffträgern als mögliche
Ursache gesehen werden muß.

<u>Coronarreserve</u>. Belastung verändert den Repolarisierungsvorgang
und wird zur Entlarvung von ischämischen Myokardschäden einge-
setzt (<u>62</u>, <u>110</u>). Sofern die ST-Senkungen bei Patienten mit anderen Nebenreaktionen auftraten, kann man bei der erhöhten Druck-
Volumen-Mehrarbeit des Herzens von einem Belastungs-EKG sprechen.
Tatsächlich konnte bei 4 Patienten zwischen 53 und 67 Jahren im
Belastungs-EKG postoperativ eine ST-Senkung ausgelöst werden.
Berücksichtigt man die tierexperimentell nachgewiesenen extremen
Steigerungsraten der coronaren Durchblutung, so ist es leicht
vorstellbar, daß bei diesen Patienten die Coronarreserve ausgeschöpft war und eine relative Myokardischämie auftrat. Wenn tierexperimentell trotz der gesteigerten Coronardurchblutung auch
eine vermehrte O_2-Ausschöpfung aus pO_2-Bestimmungen im Sinus
coronarius-Blut nachweisbar war (<u>51</u>, <u>100</u>), so muß eine Hypoxie
des Myokards bei diesen Patienten von relativ höherem Durchschnittsalter angenommen werden.

6.3

6.3.1. Säurebasenhaushalt

Die Hämodilution hat keinen meßbaren Einfluß auf den Säurebasen-
haushalt. Die im untersuchten Krankengut beobachteten metaboli-
schen Acidosen waren auf Einzelfälle beschränkt und konnten
teilweise durch beatmungsbedingte hypoxische Zustände erklärt
werden. Besonders in den Fällen mit ausgeprägter hämodynamischer
Reaktion blieben Acidosen eine Ausnahme.

Die metabolische Stabilität wird von verschiedenen Arbeitsgruppen
mitgeteilt (<u>66</u>, <u>82</u>, <u>92</u>). Wenn LAKS u. Mitarb. (<u>69</u>) sogar das
Gegenteil berichten, die Verschiebung des pH-Wertes an der
Muskeloberfläche zum basichen Bereich, so scheint dieser Befund
nicht relevant, da der Ausgangswert bei dieser Untersuchung mit
pH 7,24 im acidotischen Bereich lag.

6.3.2. Wasser-Elektrolyt-Haushalt

Die gesteigerte Diurese nach a.n.H. ist ein von mehreren Autoren
mitgeteiltes Phänomen (<u>45</u>, <u>66</u>, <u>68</u>, <u>71</u>). Hierfür kommen verschiedene Gründe infrage, wie zunächst eine Mehrdurchblutung oder
wahrscheinlicher eine Durchblutungsumverteilung in der Niere, wie
im Abschnitt 6.1.8. schon erwähnt wurde. Zum anderen ist an ein
vermehrtes Wasser- bzw. Natriumangebot zu denken; dies ist aber
nach den geringeren Infusionsmengen in Serie II nicht als Haupt-

ursache zu betrachten. Drittens schließlich könnte der Gauer-
Henry-Mechanismus eine Rolle spielen (38), da über den erhöhten
venösen Reflux eine Reizung der intrathorakalen Dehnungsrecep-
toren sehr wohl denkbar ist. Der ausgeprägte Kaliumabfall im Serum ist größer als es der Kaliumausscheidung im Urin entspricht.
Ein Kaliumabfall von 1,2 mval bei einem mittleren Extracellulär-
Volumen von 23 l müßte einer Kaliumausscheidung von 27,6 mval
entsprechen. Tatsächlich wurde sie aber mit nur 9,9 mval bestimmt. Somit ist die Hypokaliämie im Zusammenhang mit der
Volumenumverteilung zu sehen, mit welcher offenbar auch Flüssig-
keits- und Elektrolytverschiebungen zwischen Extra- und Intra-
cellulärraum einhergehen.

6.4. Katecholamine

Nach den bereits erwähnten tierexperimentellen Studien (39, 74),
ist bei der üblichen Kreislaufantwort auf die Hämodilution ein
sympathico-adrenerger Einfluß unwahrscheinlich. Dies gilt insbesondere auch für die stärkeren HZV-Anstiege bei Hämatokrit-
Werten unter 20%. Bei den von uns beobachteten Nebenreaktionen
mußte wegen hypertoner Reaktionen an einen Katecholamineinfluß
gedacht werden.

Die Untersuchungen haben ergeben, daß im Verlauf der Hämodilution
und in der darauffolgenden Sammelperiode keine wesentliche Veränderung der Katecholaminausscheidung eintritt (Abb. 17). Dabei
findet sich gerade auch bei einem Patienten mit ausgeprägten
Nebenreaktionen während der a.n.H. eine geringere Katecholamin-
Stundenausscheidung als in den anderen Meßperioden. Die anstei-
gende Tendenz während der Operation und besonders bis Operationsende ist auf den Streß in der Aufwachphase zu beziehen.

6.5. Synopsis des Kreislaufverhaltens und der Sauerstoffversorgung

Die extreme Hämodilution führt zu einer Umverteilung des zirkulierenden Blutvolumens und der Durchblutungsgrößen in den einzelnen Organgebieten. Der coronaren Vasodilatation beispielsweise
steht eine periphere Vasoconstriction gegenüber. Eine bisher noch
nicht beschriebene Beobachtung ist ein akuter Blutdruckanstieg
nach Hämodilution im Zusammenhang mit anderen hämodynamischen
Reaktionen. Auch in diesen Fällen sinkt der systemische Strömungswiderstand ab. So muß regional der Widerstand besonders
stark abnehmen, während er in anderen Stromgebieten namentlich
der Peripherie offensichtlich zunimmt. Eine denkbare Kreislauf-
regulation wäre die, daß das erhöhte HZV in einem kleinen Kreis-
laufgebiet von vorwiegend den vitalen Organen Herz, Hirn und
Niere umgesetzt wird, während andere Organgebiete eine Vasoconstriction und Minderdurchblutung erfahren.

Dabei ist die Sauerstoffversorgung nach tierexperimentellen
Studien weitgehend gewährleistet durch erstens Vasodilatation

und zweitens vermehrte O_2-Ausschöpfung. Es bestehen Hinweise
dafür, daß auch schon im Tierversuch bei Hämatokritwerten von
weniger als 25% das Kreislaufverhalten nicht mehr in erster
Linie durch Viskositätsabfall sondern durch vasomotorische
Regelmechanismen beeinflußt wird.

Die Kompensationsmechanismen Vasodilatation und vermehrte O_2-
Ausschöpfung sind bei den Patienten teilweise eingeschränkt.
In einigen Fällen spricht die ST-Senkung unter Belastung für
eine eingeschränkte Coronarreserve. Die verringerte O_2-Aufnahme
bei der Mehrzahl der Patienten mit hämodynamischen Reaktionen
deutet auf einen unzureichenden Kompensationsmechanismus zur
erhöhten O_2-Ausschöpfung hin.

Die Annahme einer Hypoxie jedoch scheint widerlegt zu werden von
den Ergebnissen der direkten pO_2-Messung, wonach ausreichende,
teilweise verbesserte O_2-Partialdrucke in verschiedenen Organen
gefunden wurden (79). Darüberhinaus fehlen als Indiz der Gewebs-
hypoxie die sauren Metabolite des anaeroben Stoffwechsels. Ferner
ist die typische Reaktion auf eine Hypoxie eine Vasodilatation
(22, 105); so können die periphere Vasoconstriction und die
Hypertonie nicht direkt auf einen O_2-Mangel bezogen werden.

Möglicherweise besteht ein direkter Regelkreis zwischen der
relativen coronaren Minderdurchblutung und der peripheren Vasoconstriction. Klinisch kommen hypertone Blutdruckreaktionen nach
frischem Coronarinfarkt vor. ESCOLAR u. Mitarb. (28) beschreiben
eine periphere Vasoconstriction mit Durchblutungsabfall sowie
Anstieg des Pulmonalarteriendrucks nach artefiziell ausgelöster
Angina pectoris. Bei Annahme einer solchen reflektorischen Kreislaufbeeinflussung muß als auslösende Ursache eine Myokardischämie
zugrundegelegt werden. Diese ist auf Grund der EKG-Befunde tatsächlich anzunehmen.

Als Mediator der Vasoconstriction kommt möglicherweise ferner
ein Renin-Hypertensin-Mechanismus infrage, dessen Auslösung
durch verringertes arterielles O_2-Angebot denkbar ist in Pa-
rallele zu der schockbedingten Minderdurchblutung mit ebenfalls
verringerter O_2-Zufuhr. Auch bei akuter Hyperkapnie wurde ein
Anstieg des Plasmareninspiegels beschrieben (111). Eine beweis-
bare Erklärung und der genaue pathologische Mechanismus der
Kreislaufreaktion fehlen jedoch bisher.

Bezieht man den reflektorischen Mechanismus des pulmonalen
Hockdrucks auf Hypoxie bzw. Hypoxämie (5, 10, 13) und den der
peripheren Vasoconstriction auf Angina pectoris (28), so scheint
es naheliegend, auch die systemische hypertone Reaktion im Zusammenhang mit dem Gesamtbild der "hämodynamischen Reaktion"
als reflektorische Antwort auf die arterielle Hypoxie unter der
extremen Hämodilution aufzufassen. Dabei ist es zum einen denkbar, daß das systemische Kreislaufverhalten reflektorisch von
einzelnen Stromgebieten wie insbesondere den Coronarien bestimmt
wird. Zum anderen könnte an einen direkten reflektorischen Einfluß der akuten arteriellen Hypoxämie auf den peripheren Kreislauf gedacht werden, in Analogie zum Lungenkreislauf. Ein solcher
Reflexmechanismus wurde jedoch bisher in der Literatur nicht beschrieben.

Als extreme Hämodilution muß schon eine Hämatokritsenkung auf
unter 30% bezeichnet werden. Denn die rheologischen Vorteile
der akuten normovolämischen Hämodilution laufen bei einem Hämatokrit von 30% aus; unterhalb dieses Hämatokritwertes fällt die
systemische O_2-Transportkapazität rapide ab.

6.6. Blutgerinnung

Während in Serie I die Gerinnungsuntersuchungen deutliche Veränderungen der Hämostase zeigen, blieb sie in Serie II praktisch
unbeeinflußt. Dies zeigen am deutlichsten die globalen Gerinnungs-
prüfungen der subaqualen Blutungszeit (Abb. 14) und der Thrombelastogramme (Abb. 16). Der Abfall der Gerinnungsfaktoren
(Abb. 15) enspricht im wesentlichen dem Ausmaß der Blutverdünnung.
Darüberhinaus tritt später ein Faktorenverbrauch im Verlauf der
Operation ein. Dementsprechend findet sich ein geringer Abfall
der Faktoren auch bei relativer Darstellung, bezogen auf den
Hämatokrit. Der Abfall der Faktoren bewegt sich jedoch in einem
Ausmaß, das eo ipso die Hämostase nicht beeinträchtigt, wie die
unveränderte Blutgerinnung in Serie II zeigt.

Die Gerinnungsverzögerung in Serie I muß als Dextraneffekt gedeutet werden, denn zum einen ist die Hämostase vorwiegend auf
dem Thrombocytensektor (verminderte Thrombocytenadhäsivität,
Verlängerung der TEGs) beeinträchtigt, während die Verdünnung
der plasmatischen Gerinnungsfaktoren keinen Einfluß auf die
Blutgerinnung nimmt. Zum anderen bildet sich die Gerinnungsverzögerung nach Dilutionsende rasch zurück, entsprechend der
Eliminationsrate des Dextrans. Trotz der mäßigen Gerinnungsverzögerung war in Serie I eine vollfunktionierende Blutgerinnung
gewährleistet. In keinem Falle war die chirurgische Blutstillung
problematisch.

Die intraoperative Gerinnungsverzögerung in Serie I ist ein
positiver Effekt im Sinne der Thromboseprophylaxe. Postoperativ dagegen kommt eine deutliche Hypercoagulobilität zum Ausdruck
entsprechend dem übermäßigen Fibrinogenanstieg im TEG. Diese
Übergerinnbarkeit würde geradezu ein erhöhtes Thromboserisiko
darstellen, wäre nicht zum gleichen Zeitpunkt die periphere
Durchblutung (Tabelle 7) gesteigert. Somit kann die a.n.H. nur
bei Verwendung von Dextran und nur für den Zeitraum der Dilution
und der Operation als Maßnahme der Thromboseprophylaxe betrachtet
werden. Danach werden weitere Maßnahmen erforderlich, wie z. B.
unterschwellige Heparinbehandlung, tägliche Dextraninfusionen
und physikalische Maßnahmen.

6.7. Postoperative Phase

Die im postoperativen Heilverlauf aufgetretenen Komplikationen
chirurgischer Art wie Wundheilungsstörungen sind nicht als
Folge der a.n.H. aufzufassen. Die Komplikationsrate war nicht
größer als in einem Krankengut entsprechender Zusammensetzung
zu erwarten.

6.7.1. Resultierende Anämie

Die oft resultierende Anämie bei Patienten mit größerem Blutverlust wird bewußt in Kauf genommen in Abwägung gegen den Vorteil der Vermeidung von Blutkonserven und des ausgeschalteten Hepatitisrisikos. Die Anämie hat keinen nachteiligen Einfluß auf die Wundheilung, sofern durch ausreichendes Volumen die Gewebsperfusion gewährleistet ist (127). Eine Anämie von 10 g% Hb entsprechend etwa 30% Hk wird heute nicht mehr als Indikation zur Bluttransfusion angesehen (78, 118). Lediglich wenn zugleich Kreislaufsymptomatik wie Tachykardie, Orthostase-Syndrom und Schwindel bestehen, ist die Indikation zur Bluttransfusion gegeben. Diese Kreislaufsymptome sind meist mehr durch Volumenmangel als durch die Anämie selbst bedingt. Unter der Voraussetzung eines genügenden Blutvolumens erlauben auch Anämien von 5 g% Hb eine ausreichende Kreislaufstabilität und Leistungsfähigkeit, wie von chronischen Anämieträgern bekannt ist (96). Wenn auch dieser Vergleich nicht in vollem Umfang auf die akute Anämie bezogen werden kann, so läßt sich daraus doch ableiten, daß auch in der postoperativen Phase erst bei einer Anämie von 7-8% Hb die Indikation zur Bluttransfusion gegeben ist.

6.7.2. Hypovolämie

Für die Kreislaufsymptomatik in der postoperativen Phase, meist im Zusammenhang mit einer akuten Anämie, ist oft eine Hypovolämie die Ursache, wie in Abschnitt 6.1.10. besprochen. Entsprechend der Volumenumverteilung unter der a.n.H. muß auch postoperativ eine Volumenverschiebung angenommen werden. Dabei ist in vielen Fällen die Richtung der Volumenumverteilung und die eigentliche Ursache des resultierenden Volumenmangels nicht klar ersichtlich. Postoperativer Katabolismus und Verlust an Wundsekret erlauben oft nur eine ungenügende Erklärung.

6.7.3. Postoperativer Hämatokritabfall und -anstieg

Im Lichte der Volumenumverteilung muß auch das unterschiedliche Hämatokritverhalten nach Abschluß der Retransfusion betrachtet werden. Der postoperative Abfall des Hämatokritwertes (Tabelle 13) ist nicht auf die Hämolyse zurückzuführen, wie die Ergebnisse der Untersuchung auf freies Hämoglobin zeigen (5.8.3.). In einem Fall mit leicht erhöhtem freien Hämoglobin im Serum muß eine Traumatisierung der Blutkonserven bei der Entnahme angenommen werden, da die entsprechende Urinuntersuchung negativ war und zumal ein Hämatokritanstieg nach Retransfusion statthatte. Im anderen Fall mit erhöhtem freien Hämoglobin auf 204 mg% dürfte dieselbe artefizielle Ursache anzunehmen sein. Diese Annahme ist jedoch unsicher, da gerade hier postoperativ ein Hämatokritabfall von 5% eintrat und das Ergebnis einer Urinanalyse nicht vorliegt. Andererseits bestand kein Ikterus; die enzymatischen Analysen einer Hämolyse sind postoperativ durch Gewebstrauma beeinflußt und nicht anwendbar.

Hämolyse, bedingt durch die verwendeten Fenwal-Beutel, ist auch wenig wahrscheinlich nach den Gerinnungsuntersuchungen in Konserven, wonach gerade die Fenwal-Beutel die günstigsten Resultate erbrachten (7).

Tabelle 13. Hämatokritabfall nach Retransfusion

	Blut-Verlust	Ausg. wert	nach Retransf.	End-wert
(13) ant.Rectumres.	1500	43	27	23
(16) Rectumamp.	800	44	28	22
(26) Rectumamp.	1000	46	35	29
(46) Gastrektomie	1500	38	28	22

Hämatokritabfall unter Retransfusion

			Hk bei Op-ende	nach Retransf. d. restl.Eigenbl. (ml)
(18) Rectumamp.	800	44	35	29 (500)
(28) Hemicolektomie	800	42	36	33 (700)
(30) B II-Resektion	400	47	39	37 (1000)

Fehlender Hk-Anstieg unter Retransfusion

(20) abd.Rectumfix.	300	39	28	28 (1000)[+]
(29) Ileocoecalres.	200	49	25	25 (1000)
(38) Sigmares.	1000	38	23	25 (1000)
(43) Proktocolekt.	1500	48	31	32,5 (1000)

[+] erst unter Retransfusion der letzten 500 ml Anstieg auf 31%
(s. Tabelle 1)

Auch der ausbleibende oder ungenügende Hämatokritanstieg unter
der Retransfusion ist ensprechend einem Hämatokritabfall zu be-
werten. Zur Erläuterung dient das folgende Rechenbeispiel für
den durch eine Transfusion zu erwartenden Hämatokritanstieg:

5 1 Blutvolumen bei Hk 30%   =   Erythrocytenmasse 1500 ml
0,5 1 Konserve bei Hk 40%   =   Erythrocytenmasse 200 ml
es resultiert   :   Erythrocytenmasse 1700 ml

Bei einem angenommenen gleichbleibenden Blutvolumen von 5 1 bedeutet eine Erythrocytenmasse von 1700 ml einen Hämatokrit von
34%. Wird das totale Blutvolumen mit 5,5 1 zugrundegelegt, resultiert 31% Hk. Da aber ein Volumenüberschuß rasch abgebaut wird
(109a), muß der resultierende Hämatokritwert näher bei 34% liegen.

Im Gegensatz zu den Fällen mit Hämatokritabfall bzw. fehlendem
Hämatokritanstieg unter Retransfusion wurde bei anderen Patienten
ein Hämatokritanstieg nach Abschluß der Retransfusion beobachtet
(Tabelle 12). In diesen Fällen ist eine Erklärung des Hämatokritverhaltens leichter möglich. Das durch die a.n.H. und die
anschließende Retransfusion zugeführte überschüssige Volumen
wurde innerhalb von 12-24 Std. abgebaut. Dennoch lag der resultierende Hämatokrit-Endwert wesentlich (statistisch nicht signifikant) unter dem Ausgangshämatokrit (Tabelle 12).

In allen drei genannten Gruppen war demnach die postoperative
Anämie stärker, als dem Blutverlust entsprach. Es bestand offen-

bar oder scheinbar ein Verlust an Erythrocytenmasse. Dieser
Hämatokritverlust kann nicht allein auf die a.n.H. bezogen werden. Denn ein postoperativer Hämatokritabfall im beschriebenen
Ausmaß ist ein Phänomen, das auch im chirurgischen Krankengut
ohne Hämodilution oft beobachtet wird, ohne daß für Blutungs-
ursachen ein Anhalt bestünde. Während in der dritten Gruppe
möglicherweise der Blutverlust einfach zu gering beurteilt wurde,
ist in den Fällen mit nennenswertem Hk-Abfall ein Unbemerktblei-
ben eines Blutverlustes von 500 bis 1000 ml nicht anzunehmen.
Volumenumverteilung, Abwandern von Erythrocyten in Reservoirs,
postoperativer Katabolismus und teilweise auch Unterschätzung
des Blutverlustes müssen in Kombination als Ursache des Verlustes
an Erythrocytenmasse angesehen werden.

6.8. Einsparung von Bluttransfusionen

6.8.1. Hämatokritsenkung und Eigenblutgewinnung

Der Abfall des Hämatokrits ist in der Anfangsphase der Hämodilution stärker; er wird mit jeder entnommenen Konserve geringer,
da fortlaufend stärker verdünntes Blut entzogen wird. Der Hämatokritabfall verringert sich exponentiell nach der Formel

$$Hk_n = Hk_O \cdot (1- \frac{Konservenvolumen}{Blutvolumen})^n$$

Hk_O = Ausgangshämatokrit
n = Zahl der entnommenen Konserven

Am Beispiel eines 70 kg schweren Menschen mit 5 l Blutvolumen
und einem Ausgangshämatokrit von 40% errechnet sich nach Entnahme von 4 Konserven ein Hk von 26,3%.

$$Hk = 40 \cdot (1- \frac{500}{5000})^4$$

$$= 40 \cdot (\frac{9}{10})^4$$

$$= 26,3$$

In Abb. 20 ist der rechnerisch ermittelte Hämatokritabfall je
entnommener Konserve graphisch dargestellt. Der Hk-Abfall in
vivo (Tabelle 11) ist in der ersten Verdünnungsstufe größer als
rechnerisch ermittelt, danach zeigt sich eine gute Korrelation.

6.8.2. Kalkulation der Fremdbluteinsparung

Da der Blutverlust nach a.n.H. nur verdünntes Blut betrifft,
ist der wahre Blutverlust entsprechend dem Dilutionsgrad ver-

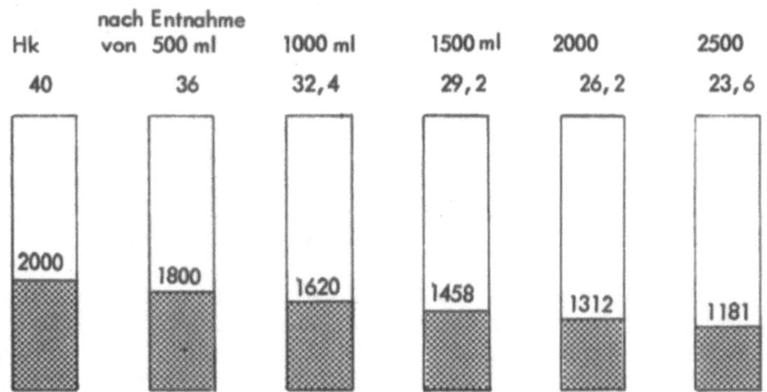

Abb. 20. *Hämatokritabfall und Reduktion der Erythrocytenmasse bei akuter normovolämischer Hämodilution. Die Werte wurden nach der im Text angegebenen Formel berechnet und zeigen eine gute Korrelation zu den bei Patienten erhobenen Befunden (Tabelle 11), wobei aber der anfängliche Abfall bei Patienten ausgeprägter ist, als der Kalkulation entspricht*

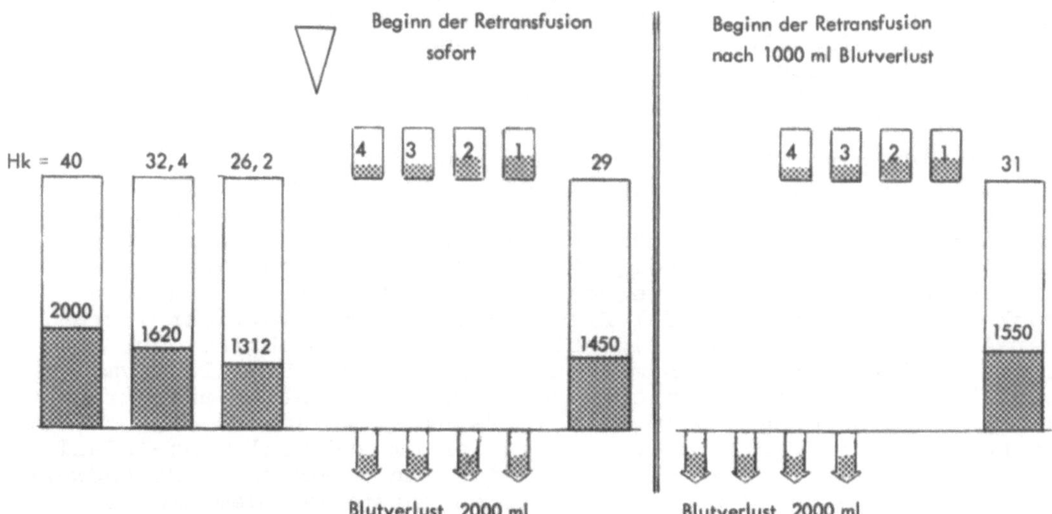

Abb. 21. *Der Hämatokritabfall und die Abnahme der Erythrocytenmasse wurde rechnerisch ermittelt im Modell eines 70 kg schweren Menschen mit angenommenem Blutvolumen von 5 l und Ausgangs-Hämatokrit von 40%. Nach einem Austauschvolumen von 2000 ml Eigenblut gegen Plasmaexpander wird ein angenommener Blutverlust von 2000 ml durch das gewonnene Eigenblut ersetzt. Da der Blutverlust nur verdünntes Blut betrifft und die konzentrierten erstgewonnenen Eigenblutkonserven zuletzt retransfundiert werden, resultiert ein Hämatokrit von 29%. Werden die ersten 1000 ml Blutverlust zunächst durch Plasmaexpander ersetzt und wird die Retransfusion erst dann begonnen, resultiert ein Hämatokrit von 31% (vgl. Text)*

ringert. Im gewählten Beispiel wurde der Hämatokrit unter Gewinnung von 2000 ml Eigenblut auf 26,3% gesenkt. Nimmt man in diesem Modell einen Blutverlust von 2000 ml an, der durch das Eigenblut ersetzt wird, so resultiert ein Hämatokrit von 29%. Ersetzt man die ersten 1000 ml Blutverlust zunächst noch durch Plasmaersatzmittel und retransfundiert das Eigenblut erst dann, so resultiert ein Hämatokrit-Endwert von 31% (Abb. 21). Bei dieser Kalkulation ist nur die Erythrocytenmasse berücksichtigt, das überschüssige Volumen bleibt außer Betracht. Die Basis der Überlegung ist die unbeeinträchtigte Blutgerinnung, so daß keine höheren Blutverluste durch die a.n.H. entstehen.

Ein Blutverlust von 2000 ml ohne vorausgegangene a.n.H. bei Substitution mit Plasmaersatzmitteln führt wiederum im Rechenmodell zu einem Hämatokrit-Endwert von 26,3%. Der Abfall des Hämatokrits verläuft analog der Hämodilution. Durch die Hämodilution wird also ein um 3 bzw. 5% höherer Hämatokrit-Endwert erzielt. Der resultierende Hämatokrit liegt somit in einem Bereich, in dem die Notwendigkeit zur Transfusion nicht gegeben ist.

6.8.3. Fremdbluteinsparung

In der Klinik gilt oder galt die Regel, bei jüngeren Patienten Bluttransfusionen einzusetzen, wenn der Blutverlust 1500 ml, bei älteren 1000 ml übersteigt. Gerade dies sind Verlustmengen, die für etwa 50% der chirurgischen Patienten bei größeren Eingriffen auftreten. Bei etwa 20% entsteht ein Blutverlust von 2000 ml und mehr, bei 30% ein geringerer Blutverlust. Die Tabelle 14 zeigt beispielhaft den entsprechenden Konservenbedarf bei dickdarmchirurgischen Eingriffen in der Klinik für Abdominal- und Transplantationschirurgie der MHH vor Einführung der Hämodilution.

Die Vermeidung von Bluttransfusionen kann durch die a.n.H. nur bei Patienten erwartet werden, deren Blutverlust die Größenordnung von 2000 ml nicht übersteigt. Nach dem angeführten Vergleich kann demnach etwa bei der Hälfte aller größeren chirurgischen Eingriffe die sonst notwendige Fremdbluttransfusion durch Anwendung der a.n.H. vermieden werden. So erhielten im untersuchten Krankengut 7 Patienten (15%) Fremdblut, entweder weil der intraoperative Blutverlust die Eigenblutreserven überschritt oder eine stärkere postoperative Anämie in Verbidnung mit Kreislaufsymptomatik auftrat. Bei den nicht-transfundierten Patienten betrug die resultierende Anämie im Mittel 32% Hk entsprechend 10,6 g% Hb. Wie bereits beim Vergleich von kalkuliertem und realem Hk-Abfall (Abschn. 6.8.1.)) findet sich auch hier ein niedrigerer Hk-Endwert als nach der Rechnung zu erwarten. Dies entspricht dem Hämatokritverlust bei den Patienten ohne nennenswerten Blutverlust (vgl. 6.7.3.). Bei den Patienten mit einem Blutverlust von 1000 ml und mehr lag der resultierende Hämatokritwert zwischen 25 und 30%. Die resultierende Anämie ist jedoch geringer als die zu erwartende Anämie, würde man Blutverluste von 1000-2000 ml von vornherein nur mit Plasmaersatzmitteln substituieren. Insgesamt erscheint die mäßige bis mittelgradige Anämie als ein relativ geringer Nachteil, der in Kauf genommen werden kann für den Vorteil des ausgeschalteten Hepatitisrisikos.

Tabelle 14. Bluttransfusionen bei Colon- und Rectumchirurgie
MHH VII/73 - XII/73

Fallzahl		Zahl d. Konserven
5		5 u.m.
6		4
8*		3
12	} 28 {	2
2		1
19**		O
52		

*je 1 Fall erforderte wegen Reop. später zahlreiche Transfusionen

Tabelle 15. Hämatokritsenkung auf Grenzwert 27%

Körpergewicht (Blutvolumen)	Ausg. wert	nach 500ml	nach 1000ml	nach 1500ml	nach 2000ml	nach 2500ml	nach 3000ml
90	44	40,5	37,3	34,3	31,1	29,1	26,8
(6,31)	40	36,9	33,8	31,2	28,8	26,4	
80	44	40,0	36,5	33,2	30,3	27,6	
(5,61)	40	36,4	33,2	30,2	27,4	25,0	
70	44	39,6	35,4	32,1	28,9	26	
(5 1)	40	36,0	32,4	29,1	26,2		
60	44	38,8	34,1	30,0	26,5		
(4,21)	40	35,2	31,0	27,4	24,0		
50	44	37,7	32,2	27,7	23,8		
(3,51)	40	34,3	29,4	25,2			

6.9. Indikation und Grenzen der akuten normovolämischen Hämodilution

Die akute normovolämische Hämodilution hat ihre wichtigste Indikation in der Einsparung von Bluttransfusionen bei größeren chirurgischen Eingriffen mit einem zu erwartenden Blutverlust von 1000-2000 ml. Bei erhöhtem Thromboserisiko oder zur allgemeinen Thromboseprophylaxe kann eine zusätzliche Anzeige bestehen. Eine alleinige Indikation stellt die Thromboseprophylaxe nicht dar. Denn ein vergleichbarer rheologischer Effekt kann durch die einfachere hypervolämische Hämodilution erzielt werden. Wird die a.n.H. in einem Ausmaß durchgeführt, daß sie zur Vermeidung von Bluttransfusionen möglichst nützlich wird, so kommt es oft zu reaktiver peripherer Vasoconstriction, die den thromboseprophylaktischen Effekt aufhebt.

Unter dem Gesichtspunkt der verbesserten Fließeigenschaft des Blutes, dem entsprechend erhöhten Stromvolumen und der systemischen Sauerstoffversorgung sollte die akute normovolämische Hämodilution nur bis zum Hämatokrit von 30% durchgeführt werden. Für eine größere Effizienz bezüglich der Vermeidung von Blut-

konserven muß ein tieferer Hämatokritwert erzielt werden. Die
beschriebenen ausgeprägten Nebenreaktionen gingen stets mit
Hämatokritwerten von weniger als 26% einher. Als sinnvoller
Grenzwert für die akute normovolämische Hämodilution erscheint
deshalb ein Hk von 27%.

Um schon zu Beginn den Dilutionsgrad abschätzen zu können, wurde
eine Tabelle erstellt (Tabelle 15). Daraus ist entsprechend dem
Körpergewicht und dem Ausgangshämatokrit die zu entnehmende Blut-
menge abzulesen, um den Hämatokrit-Grenzwert zu erreichen. Bei
einem Hämatokrit von 27% ist bereits mit autoregulativen Kreislaufveränderungen zu rechnen. Da bei bestehenden Gefäßerkrankungen
diese Kompensationsmöglichkeit eingeschränkt ist, sind Patienten
mit bekannten Gefäßerkrankungen, besonders Coronarinsuffizienz
bzw. Infarktanamnese auszuschließen, wie auch von anderen Autoren empfohlen (66, 93). Zur vorzeitigen Erkennung ist im Zwei-
felsfall ein Belastungs-EKG angezeigt. Aus demselben Grund wird
ein Lebensalter von 70 Jahren als Altersgrenze gewählt. Die
möglichen Kreislaufreaktionen auf die a.n.H., die bei Dilutions-
graden bis 27% Hk bei Gefäßgesunden kaum oder nur gering zu
erwarten sind, ebenso wie die resultierende Anämie werden in
Kauf genommen für den Vorteil der Hepatitisprophylaxe.

7. ANHANG

In Fortsetzung der Hämodilutionsstudie wurde in einer alter-
nierenden Reihe das Ausmaß der Fremdbluteinsparung durch die
a.n.H. untersucht. In 42 gepaarten Fällen von größeren abdominal-
chirurgischen Eingriffen wurden Fremdbluttransfusionen in 57 %
der Fälle in der Kontrollgruppe, in nur 21 % in der Hämodilu-
tionsserie erforderlich. Die resultierenden Hämatokritwerte betrugen im Mittel 37 % bzw. 34 %. Zur Vermeidung von Nebenreaktionen wurde in dieser Serie ein Hämatokritgrenzwert von 27 %
angestrebt und trotz dieser relativ geringeren Hämodilution ein
noch so deutlicher Einsparungseffekt bezüglich des Fremdblutbe-
darfs erzielt. Klinisch relevante Kreislaufreaktionen wurden in
dieser Serie nicht beobachtet, lediglich drei geringe bis mäßige
hypertone Reaktionen.

Literatur

A. J. COBURG, K. HUSEN, I. PICHLMAYR: Fremdbluteinsparung durch
akute normovolämische Hämodilution. Zentraleur. Anästhesiekongreß
Bremen, 10. - 13.9.1975. Kongreßband der DGAW, Perimed-Verlag,
Erlangen 1975.

8. ZUSAMMENFASSUNG

Die akute normovolämische Hämodilution ist eine Methode der
Autotransfusion und dient in erster Linie der Hepatitisprophy-
laxe bei größeren chirurgischen Eingriffen, die üblicherweise
Transfusionen erfordern. Die a.n.H. führt durch Verminderung der
Blutviscosität bei gleichbleibendem Blutdruck und Puls zu einer
Erhöhung des Herzzeitvolumens. Dadurch wird die verringerte
Sauerstoffkapazität des Blutes weitgehend kompensiert.

Bei 46 Patienten wurde durch präoperativen Austausch von Blut
gegen Plasmaersatzmittel Eigenblut gewonnen, das für die Retransfusion entsprechend dem intraoperativen Blutverlust zur Verfügung
stand. Die Gesamtverträglichkeit war bei 2/3 der Patienten gut
oder ausreichend. Bei der Hälfte der Patienten wurden einzelne
Nebenreaktionen beobachtet. In 8 Fällen traten ungünstige hämodynamische Reaktionen von erheblichem Ausmaß auf: periphere
Vasoconstriction, Anstieg des systemischen Blutdrucks und des
Pulmonalarteriendruckes, unproportionale HZV-Steigerung und
ST-Senkung im EKG. Diesen Veränderungen liegen reflektorische
Mechanismen zugrunde, die teilweise in der Literatur beschrieben
werden und für die die arterielle Hypoxämie als mögliche Ursache
zu diskutieren ist. Nicht beschrieben wurde bisher der akute Blutdruckanstieg, für den ein ebenfalls reflektorischer Mechanismus
diskutiert wird. Ein sympathico-adrenerger Reiz konnte aufgrund
der Katecholaminausscheidung nicht bewiesen, kann andererseits
jedoch nicht sicher ausgeschlossen werden. Zur Vermeidung von
Nebenreaktionen wird ein Hämatokrit-Grenzwert von 27% empfohlen.

In einem Krankengut von entsprechender Zusammensetzung werden in
70% Fremdbluttransfusionen erforderlich. Nur in 50% ist Fremdblut vermeidbar, wenn der Blutverlust 2000 ml nicht überschreitet.
Blutverluste von 1000-2000 ml können durch a.n.H. und Autotransfusion aufgefangen werden. Nur bei 7 Patienten (15%) des untersuchten Krankengutes mußte homologes Blut transfundiert werden,
da die Eigenblutreserven nicht ausreichten. Damit wurde im Sinne
der Hepatitisprophylaxe ein positives Ergebnis durch die a.n.H.
erreicht.

9. SUMMARY

Acute normovolemic hemodilution (ANH) is a method of autotransfusion to preclude transfusion hepatitis after surgical procedures
which otherwise require homologous blood transfusions. By lowering
blood viscosity ANH induces an increase of cardiac output (CO)
while blood pressure and heart rate remain constant. The rise
in CO compensates for the reduced oxygen capacity of the diluted
blood.

After induction of neuroleptanesthesia in 46 patients prior to
major surgical procedures an average or 1785 ml blood was with-
drawn and replaced normovolemically by plasma substitutes: in
22 patients by dextran 60 and plasmanate at equal portions, in
the other 24 cases by 5% human albumin. Patients' blood was
retransfused intraoperatively according to surgical blood loss.

Hemodilution was tolerated well or at least fairly well by
two-thirds of patients although in some of these slight side-
reactions were observed. In the other third moderate to severe
side-reactions occurred: peripheral vasoconstriction, rise in
systemic and pulmonary artery pressure (PAP), disproportional
(in respect to viscosity fall) increase of CO, and depression
of the ST-Segment in ECG. A combination of these five symptoms
in the form of a hypertonic syndrome was observed in eight
patients. An acute blood pressure rise under ANH has not been
deseribed as yet. Although the underlying cause is not clarified
yet, hypoxia may well be considered. Wheter the reaction is
mediated by an sympathetic-adrenergic pathway could not be proven
by catecholamine excretion studies and remains unclear yet.
Deepening of anesthesia did not improve the hypertonic-hemody-
namic reactions whereas early retransfusion did.

Circulatory side-reactions could be almost precluded by limiting
hemodilution to a hematocrit of 27%. The remaining slight hyper-
tonic-hemodynamic reactions, then, have to be weighed against the
advantages of saving homologous blood transfusions. In the case
material described (Table 2) the need of blood transfusions can
be anticipated in 70% of cases. In 50% of cases when blood loss
does not exceèd 2000 ml, blood transfusions become avoidable by
ANH. Only 7 out of the 46 patients (15%) required homologous
blood. This is a positive result with respect to hepatitis pro-
phylaxis.

10. Danksagung

Herrn Prof. Dr. R. PICHLMAYR danke ich für die Anregung zu dieser
Studie und die stets größtmögliche Unterstützung bei der Durchführung der Untersuchungen, Herrn Dr. K. HUSEN für die unermüd-
liche Mithilfe. Frau Prof. Dr. I. PICHLMAYR, Frau Dr. H. GROSSE
und Frau Dr. O. TRENTZ haben durch die stets gute Zusammenarbeit
von anaesthesiologischer Seite die Studie erst ermöglicht, und
ich danke ihnen für die zahlreichen Anregungen. Herrn Prof.
KIRCHNER danke ich für seine Ratschläge und die Unterstützung
der Arbeit. Schließlich habe ich Frau Dr. M. BARTHELS, Herrn
Dr. R. SIPPEL, Herrn Dr. M. CACHOVAN und Frau Dr. BOCKHORN für
die Durchführung der Untersuchungen in ihren Fachgebieten
und die gute Zusammenarbeit zu danken.

11. Literatur

1. AHNEFELD, F.W., HALMAGYI, M., ÜBERLA, K.: Untersuchungen
   zur Bewertung kolloidaler Volumenersatzmittel. Anaesthesist
   14, 137-143 (1965).
2. ALEXANDER, K., TEUSEN, R., MITZKAT, H.J.: Vergleichende
   Messungen der Extremitätendurchblutung bei Diabetikern und
   Stoffwechselgesunden. Klin. Wschr. 46, 234-238 (1968).
3. ALTER, H.J., HOLLAND, P.V., PURCELL, R.H., LANDER, J.L.,
   FEINSTONE, S.M., MORROW, A.G., SCHMIDT, P.J.: Posttransfusion
   hepatitis after exclusion of commercial and hepatitis-B
   antigen-positive donors. Ann. Int. Med. 77, 691-699 (1972).
4. ARTURSON, G., WALLENIUS, G.: The intravascular persistence
   of dextran of different molecular sizes in normal humans.
   Scand. J. Clin. Lab. Invest. 1, 76-80 (1964).
5. AVIADO, D.M.: The Lung Circulation, Vol.I, Physiology and
   Pharmacology . Oxford-New York Pergamon Press, 1965.
6. BARBEY, K., BARBEY, P.: Ein neuer Plethysmograph zur Messung
   der Extremitätendurchblutung. Z. Kreislaufforsch. 52, 1129-
   40 (1963).
7. BARTHERLS, M., STANGEL, W., POLIWODA, H., TROBISCH, H.:
   Untersuchungen zur Frage der Aktivierung des Gerinnungs-
   systems in Blutkonserven. Blut 29, 289-296 (1974).
8. BASSENGE, E., SCHMID-SCHÖNBEIN, H., RESTORFF, W.v.: Effect
   of hemodilution on coronary hemodynamics in conscious dogs.
   In: Messmer, K., Schmid-Schönbein, H., (eds.), Hemodilution,
   pp. 174-183, Basel: Karger 1972.
9. BAUER, H., PICHELMAIER, H., OTT, E., KLÖVERKORN, W.P., SUNDER-
   PLASSMANN, L., MESSMER, K.: Autotransfusion durch akute, prae-
   operative Hämodilution - erste klinische Erfahrung. Langen-
   becks Arch. Suppl. Chir. Forum 185-189 (1974).
10. BERKOFSKY, E., BASS, B.G., FERRETI, R., FISHMAN, A.P.:
    Pulmonary vasoconstriction· in responde to precapillary hypo-
    xemia. J. Clin. Invest. 42, 1201-1215 (1963).
11. BOLLINGER, A.: Periphere Zirkulation. Pathophysiologie des
    arteriellen Systems. In: W. Siegenthaler. Klinische Patho-
    physiologie, S. 563-594, Stuttgart: Thieme 1970.
12. BOOTH, B.H., PATTERSON, R.: Electrocardiographic changes
    during human anaphylaxis. J. am. med. Ass. 211, 627-631 (1970).
13. BORST, H.G., WHITTENBERGER, J.L., BERGLUND, E., McGREGOR, M.:
    Effects of unilateral hypoxia and hypercapnia on pulmonary
    blood flow distribution in the dog. Am. J. Physiol. 191 (3),
    446-452 (1957).
14. BRANTHWAITE, M.A., BRADLEY, R.D.: Measurement of cardiac
    output by thermal dilution in man. J. Appl. Physiol. 24,
    434-438 (1968).
14a. BRISTOW, J.D., HONOUR, A.J., PICKERING, G.W., SLEIGHT, P.,
    SMYTH, H.S.: Diminished baroreflex sensitivity in high blood
    pressure. Circulation 39, 48-54 (1969).

15. BURRI, C.: Klinische Symptomatik bei akutem Blutverlust und
    unter Volumensubstitution. Klin. Anästh. 1: Akute Volumen-
    und Substitutionstherapie: 221-240 (1972).
15a. BURTON, A.C.: Physiology and biophysics of circulation.
    Year Book Medical Publ., Chicago 1965.
16. CAREY, J.S.: Cardiovascular response to acute hemodilution.
    J. thorac. cardiovasc. Surg. 62, 103-116 (1971).
17. CHAMORRO, G., RODRIQUEZ, J.A., DZINDZIO, B., RAPAPORT, E.:
    Effect of acute isovolemic anemia on cardiac output and
    estimated hepatic blood flow in the conscious dog. Circ.
    Res. 32, 530-535 (1973).
18. COBURG, A.J., HUSEN, K., PICHLMAYR, R.: Vermeidbarkeit von
    Bluttransfusionen durch Hämodilution.Vortrag: Nordwestd.
    Chirurgenkongr., Hamburg 5.-7.12.74. Zbl. Chir. 100, 1384-
    1387 (1975).
19. COBURG, A.J., HUSEN, K., TRENTZ, O., GROSSE, H., PICHLMAYR,I.,
    PICHLMAYR, R.: Anwendbarkeit und Grenzen der akuten normovo-
    lämischen Hämodilution. Langenbecks Arch. Suppl. Chir. Forum
    399-404 (1975).
20. COOLEY, D.A., BEALL, A.C., HALLMAN, G.L.: Open heart surgery
    using disposable plastic oxygenators 5 per cent dextrose in
    water for priming, and maintenance of normothermia: experience
    with 1162 operations. Ann. chir. thor. card. 4, 423-430
    (1965).
21. COUCH, N.P., LAKS, H., PILON, R.N.: Autotransfusion in three
    variations. Arch. Surg. 108, 121-122 (1974).
22. CRAWFORD, D.G., FAIRCHILD, H.M., GUYTON, A.C.: Oxygen lack
    as a possible cause of reactive hyperemia. Am. J. Physiol.
    197 (3) 613-616 (1959).
23. CREUTZFELDT, W., SEVERIDT, H.-J., SCHMITT, H., GALLASCH, E.,
    ARNDT, H.J., BRACHMANN, H., SCHMIDT, G., TSCHAEPE, U.: Unter-
    suchungen über Häufigkeit und Verlauf der ikterischen und
    anikterischen Transfusionshepatitis. Dtsch. Med. Wschr. 91,
    1813-1820 (1966).
24. DAVIS, L.E., CUSHING, H.: Experience with blood replacement
    during or after major intracranial operations. Surg. Gynec.
    Obst. 40, 310-322 (1925).
25. DeHAAN, R.L., FIELD, J.: Mechanism of cardiac damage in
    anoxia. Am. J. Physiol. 197, 449-453 (1959).
26. DEICHER, H.: Die Prophylaxe der Posttransfusions-Hepatitis.
    Thoraxchirurgie 21, 363-368 (1973).
27. ESCOBAR, E., JONES, N.L., RAPAPORT, E., MURRAY, J.F.: Ventri-
    cular perfomance in acute normovolemic anemia and effects of
    beta blockade. Am. J. Physiol. 211, 877-884 (1966).
28. ESCOLAR, J., NEUSS, H., SCHLEPPER, M.: Verhalten der peri-
    pheren Durchblutung, der vasomotorischen Reaktionen und des
    Pulmonalarteriendrucks bei Angina pectoris ausgelöst durch
    Vorhofstimulation. Z. Kardiol. 62, 900-913 (1973).
29. EULER, U.S.v., LILJESTRAND, J.: Observations on the pulmonary
    blood pressure in the cat. Acta physiol. Scand. 12, 301-320
    (1949).
30. EULER, U.S.v., LISHAJKO, F.: Improved technique for the
    fluorimetric estimation of catecholamines. Acta physiol.
    Scand. 51, 348-356 (1961).
31. EVONUK, E., IMIG, C.J., GREENFIELD, W., ECKSTEIN, J.W.:
    Cardiac output measured by thermal dilution of room tempera-
    ture injectate. J. appl. Physiol. 16, 271-275 (1961).

32. FEGLER, G.: Measurement of cardiac output in anaesthetized
    animals by a thermo-dilution method. Quart. J. exp. Physiol.
    39, 153-164 (1954).
33. FICK, A.: Über die Messung des Blutquantums in den Herzventri-
    keln. Sitzungsber. Physiol. Med. Ges. Würzburg 1970, S. 16.
34. FORRESTER, J.S., GANZ, W., DIAMOND, G., McHUGH, T., Chonette,
    D.W., SWAN, H.J.C.: Thermodilution cardiac output determina-
    tion with a single flow-directed catheter. Am. Heart J. 83,
    306-311 (1972).
35. FOWLER, N.O., FRANCH, R.H.; BLOOM, W.L,: Hemodynamic effects
    of anemia with and without plasma volume expansion. Circula-
    tion Res. 4, 319-324 (1956).
36. GANZ, W., DONOSO, R., MARCUS, H.S., FORRESTER, J.S., SWAN,
    H.J.C.: A new technique for meassurement of cardiac output by
    thermodilution in man. Am. J. Cardiol. 27, 392-396 (1971).
37. GANZ, W., SWAN, H.J.C.: Measurement of blood flow by thermo-
    dilution. Am. J. Cardiol. 29, 241-245 (1972).
38. GAUER, O.H.: Kreislauf des Blutes. In: Gauer, O.H., Kramer,K.,
    Jung, R., Physiologie des Menschen, Band 3, p. 81-326, Mün-
    chen-Berlin-Wien: Urban & Schwarzenberg 1972.
39. GLICK, G,. PLAUTH, W.H., BRAUNWALD, E.: Role of the autonomic
    nervous system in the circulatory response to acutely induced
    anemia in unanesthetized dogs. J. clin. Invest. 43, 2112-
    2124 (1964).
40. GLINZ, W., KNOBLAUCH, M., ROTHLIN, M.: Häufigkeit und Verlauf
    der ikterischen und anikterischen Transfusionshepatitis -
    Eine prospektive Untersuchung nach Mehrfachtransfusionen bei
    Herz- und Gefäßoperationen. Helv. chir. Acta 39, 303-308
    (1972).
41. GOLDFIELD, M.: Some epidemiologic studies of transfusion-
    associated hepatitis. 6th annual Red Cross Scient. Sympos.,
    Washington, D.C., 1974.
42. GOLDFIELD, M., BILL, J., BLACK, H., PIZZUTTI, W., SRIHONGSE,
    S.: Hepatitis associated with the transfusion of HBAg-negative
    blood. In: Vyas. G.N., Perkins, H.A., SCHMIDT, R., (eds.)
    Hepatitis and Blood Transfusion, pp. 353-361. New York-
    London: Grune & Stratton 1972.
43. GOTTSTEIN, U., HELD, K., SEDLMAYR, I.: Cerebral and peripheral
    blood flow as affected by induced hemodilution. In: Messmer,
    K., SCHMID-SCHÖNBEIN, H., (eds.), Hemodilution. Theoretical
    Basis and Clinical Application. p. 247-257 und Disk.beitrag
    p. 200, Basel: Karger 1972.
44. GOTTSTEIN, U., SEDLMAYER, I., SCHÖTTLER, M., GÜLK, V.: Der
    Effekt von niedermolekularem Dextran auf die Unterschenkel-
    durchblutung von Gesunden und Kranken mit peripheren arteri-
    ellen Zirkulationsstörungen. Dtsch. med. Wschr. 95, 1955-
    1959 (1970).
45. GROSSE, H., PICHLMAYR, I., COBURG, A.J., SIPPEL, R.: Anae-
    sthesiologische Probleme in der Operationsphase bei hämodiluier-
    ten Patienten. Vortrag: Deutsche Gesellschaft für Anaesthesie
    und Wiederbelebung, Erlangen 2.-5.10. 1974.
46. GRUBER, U.F.: Blutersatz. Berlin-Heidelberg-New York:
    Springer 1968.
47. GUMP, F.E., BUTLER, H., KINNEY, J.M.: Oxygen transport and
    consumption during acute hemodilution. Ann. Surg. 168, 54-60
    (1968).
48. GUYTON, A.C., RICHARDSON, T.Q.: Effect of jematocrit on venous
    return. Circ. Res. 9, 157-164 (1961).

49. HÄGGENDAL, E., NILSSON, N.J., NORBÄCK, B.: On the components
    of Kr^{85} clearance from the brain of the dog. Acta Physiol.
    Scand. Suppl. 258, 5-25 (1965).
50. HÄGGENDAL, E., NORBÄCK, B.: Effect of viscosity on cerebral
    blood flow. Acta Chir. Scand. Suppl. 364, 13-21 (1966).
51. HAGL, S., HINGLAIS, J.R., MAYR, N., MESSMER, K., SEBENING, F.:
    Influence of hemodilution on cardiac perfomance. Eur. Surg.
    Res. 5 (Suppl. 2) 18 (1973).
52. HAMILTON, W.F., MOORE, J.W., KINSMAN, J.M., SPURLING, R.G.:
    Studies on the circulation. - IV. Further analysis of the
    injection method and of changes in haemodynamics under physio-
    logical and pathological conditions. Am J. Physiol. 99, 534
    (1931/32).
53. HARBOE, M.: A method for determination of hemoglobin in plasma
    by near ultraviolet spectrophotometry. Scand. J. Clin. Lab.
    Invest. 11, 66-70 (1959).
54. HELMS, U.: Präoperative HZV-Bestimmung in geriatrischem Kran-
    kengut. In Vorbereitung.
55. HINT, H.: The pharmacology of dextran and the physiological
    background for the clinical use of Rheomacrodex and Macrodex.
    Acta anaesth. Belg. 19, 119-138 (1968).
56. HOEDT-RASMUSSEN, K., SVEINDOTTIR, E., LASSEN, N.A.: Regional
    cerebral blood flow in man determined by intraarterial in-
    jection of radioactive inert gas. Circ. Res. 18, 237-247
    (1966).
57. HOSIE, K.F.: Thermal-dilution technics. Circ. Res. 10, 491-
    504 (1962).
58. HURST, J.W.: The Heart, Arteries and Veins. New York-Düssel-
    dorf: MacGraw-Hill, 1974.
59. JACOBI, E., HAGEMANN, G., POLIWODA, H.: Eine in-vitro-Methode
    zur Bestimmung der Thrombozytenadhäsivität. Thrombos. Diathes.
    haemorrh. 26, 192-202 (1971).
60. JENKINS, B.S., BRADLEY, R.D., BRANTWHAITE, M.A.: Evaluation
    of pulmonary arterial end-diastolic pressure as an indirect
    estimate of left atrial mean pressure. Circulation 42, 75-78
    (1970).
61. JOHANSEN, S.H., LAVER, M.B.: Cardiovascular effects of severe
    anemic hypoxia. Acta anaesth. Scand. Suppl. 24, 63-68 (1966).
62. KALTENBACH, M.: Die Belastungsuntersuchung von Herzkranken.
    Schriftenreihe Boehringer Mannheim: 1974.
63. Kirchner, E.: Hypervolämie zur Kreislaufstabilisierung. Bruns
    Beitr. Klin. Chir. 219, 97-105 (1971).
64. KLEBANOFF, G.: Early clinical experience with a disposable
    unit for the intraoperative salvage and reinfusion of blood
    loss(intraoperative autotransfusion). Am. J. Surg. 120, 718-
    722 (1970).
65. KLÖVEKORN, W.P., LAKS, H., PILON, R.N., ANDERSON, W.P., Mac
    Callum, J.R., MOORE, F.D.: Effects of acute hemodilution in
    man. Vortrag Garmisch, 1973. Ref. Eur. Surg. Res. 5 (Suppl.2),
    27-28 (1973).
66. KLÖVEKORN, W.P., PICHLMAIER, H., OTT, E., BAUER, H., SUNDER-
    PLASSMANN, L., MESSMER, K.: Akute präoperative Hämodilution -
    eine Möglichkeit zur autologen Bluttransfusion. Chirurg 45,
    452-458 (1974).
67. KOCHSIEK, K., HEIMBURG, R., KADELBACH, P., SCHUHMACHER, J.:
    Vergleichende Untersuchungen zwischen dem Kälte- und dem
    Farbstoffverdünnungsverfahren. 3. Mitteilung: Das Verhalten
    einzelner Kreislaufzeiten. 2. Kreislaufforsch. 53, 1246-53
    (1964).

68. KRAMER, K., PRUCKSUNAND, P., BRECHTELSBAUER, H.: Influence
    of hematocrit changes on renal blood circulation and natriu-
    resis. In: Messmer, K. & Schmid-Schönbein, H., (eds.) Hemo-
    dilution. Theoretical Basis and Clinical Application. S. 203-
    214, Basel: S. Karger 1972.
69. LAKS, CH., PILON, R.N., KLÖVEKORN, W.P., ANDERSON, W.,
    McCALLUM, J.R., O'CONNOR, N.E.: Acute Hemodilution: Its
    Effect on Hemodynamics and Oxygen Transport in Anesthetized
    Man. Ann. Surg. 180, 103-104 (1974).
70. LANGE, S., DAS, B.K., HAUBOLD, U., SCHATZKOPF, W.: Die intra-
    vasale Kinetik von Indium-113m-Transferrin und seine Anwen-
    dung zur Blutvolumenmessung. Anaesth. 22, 400-403 (1973).
71. LAVER, M.B., BUCKLEY, M.J.: Extreme Hemodilution in the Sur-
    gical Patient in: Messmer, K. and Schmid-Schönbein, H. (eds.):
    Hemodilution. Theoretical Basis and clinical Application
    Basel: Karger 1972.
72. LEVY, M.N., SHARE, L.: The influence of erythrocyte concen-
    tration upon pressure-flow relationship on the dog's hind
    limb. Circ. Res. 1, 247-255 (1953).
73. LOCHNER, W.: Untersuchungen über die unvollständige Mischung
    des Blutes im rechten Herzen mit Hilfe von Temperaturmessun-
    gen. Pflügers Arch. 256, 296-303 (1953).
74. LOVEGROVE, T.D., GOWDEY, C.W., STEVENSON, J.A.F.: Sympatho-
    adrenal system and response of heart to acute exchange
    anemia. Circul. Res. 5, 659-663 (1957).
75. LÜTHY, E.: Die Hämodynamik des suffizienten und insuffizien-
    ten rechten Herzens. Bibl. Cardiol. Fasc. 11, Basel: Karger
    1962 .
76. LÜTHY, E., GALETTI, P.M.: In vivo evaluation of the thermo-
    dilution technique for measuring cardiac output. Helv. Physiol.
    Acta 24, 15-23 (1966).
77. MEISNER, H., HAGL, S., HEIMISCH, W., MAYR, N., MENDLER, N.,
    STRUCK, E., WALTHER, V., SEBENING, F.: Evaluation of the
    thermodilution method for measurement of cardiac output
    after open-heart surgery. Ann Thoracic. Surg. 18, 504-515
    (1974).
78. MESSMER, K.: Die Indikation zur Bluttransfusion. Vortrag,
    Nordwestd. Chirurgenkongreß Hamburg, 5.-7.12.74.
79. MESSMER, K., GÖRNANDT, L., SINAGOWITZ, E., SUNDER-PLASSMANN,
    L., JESCH, F., KESSLER, M.: Local oxygen tension in tissue of
    different organs during limited normovolemic hemodilution.
    Bibl. anat. 12, 327-332 (1973).
80. MESSMER, K., SCHMID-SCHÖNBEIN, H., (eds.): Hemodilution.
    Theoretical Basis and clinical Application. Basel: Karger
    1972.
81. MESSMER, K., SUNDER-PLASSMANN, L.: Hemodilution. Progr. Surg.
    13, 208-245 (1974).
82. MESSMER, K., SUNDER-PLASSMANN, L., KLÖVEKORN, W.P., HOLPER,
    K.: Circulatory significance of hemodilution: rheological
    changes and limitations. Adv. Microcirc. 4, 1-77 (1972).
82a. MESSMER, K.: persönl. Mitteilung.
83. MILLES, G., LANGSTON, H., DALESSANDRO, W.: Experience with
    autotransfusion. Surg. Gynec. Obst. 115, 689-694 (1962).
84. MÖRL, H., GABRIEL, R., BARTUSCH, M.: Vergleichende Messungen
    der Muskeldurchblutung mit der Venenverschlußplethysmographie
    und der Clearance mit 133Xenon bei arterieller Verschluß-
    krankheit. Z. Kreislauff. 60, 447-451 (1970).

85. MURRAY, J.F.: Venous oxygenation and circulatory responses to
oxygen inhalation in acute anemia. Am. J. Physiol.207, 228-
234 (1964).
86. MURRAY, J.F., ESCOBAR, E., RAPAPORT, E.: Effects of blood
viscosity on hemodynamic responses in acute normovolemic anemia. Am. J. Physiol. 216, 638-642 (1969).
87. MURRAY, J.F., GOLD, P., JOHNSON, B.L.: Systemic oxygen transport in induced normovolemic anemia and polycythemia. Am J.
Physiol. 203, 720-724 (1962).
88. NEPTUNE, W.B., PANICO, F.G., BOUGAS, J.A.: Clinical use of a
pumpoxygenator without donor blood for priming or support
during extracorporal perfusion. Circulation 20, 745-746
(1959).
89. PANICO, F.G., NEPTUNE, W.B.: A mechanism to eliminate the
donor blood prime from the pump oxygenator. Surg. Forum 10,
604 (1959).
90. PAULSON, O.B., PARRING, H.H., OELSEN, J., SKINHOJ, E.:
Influence of carbon monoxide of hemodilution on cerebral
blood flow and blood gases in man. J. appl. Physiol. 35, 111
(1973).
91. PETER, K.: persönl. Mitteilung.
92. PETER, K., ACKERN, K.van, BEREND, D., BUCHERT, W., KERSTING,
K.-H., KRAATZ, J., SCHAADE, W.: Klinische Untersuchung über
die Kreislaufbeeinflussung bei Anwendung der präoperativen
isovolämischen Hämodilution. Prakt. Anästh. 9, 387-395 (1974).
93. PETER, K., LUTZ, H.: Klinische Erfahrungen mit der Hämodilution. Klin. Anästh. Intensivther. 5: Mikrozirk. 175-195
(1974).
94. PICHLMAYR, I., SIPPEL, R., COBURG, A.J., GROSSE, H.: Verhalten der Gehirndurchblutung bei Patienten während der Hämodilution und anschließender Operation. Vortrag: Deutsche Ge-
sellschaft für Anästhesie und Wiederbelebung, Erlangen 2.-
5. Oktober 1974.
95. RACE, D., DEDICHEN, H., SCHENK, W.G.: Regional blood flow
during dextran-induced normovolemic hemodilution in the dog.
J. thorac. cardiovasc. Surg. 53, 578-586 (1967).
96. REPLOGLE, R.: Hemodynamic compensation of acute changes of
the hemoglobin concentration. In: Messmer, K. & Schmid-
Schönbein, H. (eds.), Hemodilution, pp. 160-173 und Disk.
beitr. p. 183 Basel: Karger 1972.
97. REPLOGLE, R.L., KUNDLER, H., GROSS, R.E.: Studies on the
hemodynamic importance of blood viscosity. J. thorac. cardiovasc. Surg. 50,658-670 (1965).
98. REPLOGLE, R.L., MEISELMAN, H.J., MERRILL, E.W.: Clinical
implications of blood rheology studies. Circulation 36, 148-
160 (1967).
99. REPLOGLE, R.L., MERRILL, E.W.: Experimental polythemia and
hemodilution- Physiologic and rheologic effects. J. thorac.
cardiovasc. Surg. 60,582-588 (1970).
100. RESTORFF, W.v., BASSENGE, E., HOLTZ, J., MÜLLER, C.: Sauer-
stoffverbrauch des Ganztieres und des Herzens bei Ruhe und
Arbeit nach isovolämischer Hämodilution des Hundes. Pflügers
Arch. 339 (Suppl.) 31 (1973).
101. RESTORFF, W.v., BASSENGE, E., HOLTZ, J., OVERSOHL, K.:
Adjustment in systemic and coronary circulation to reduced
arterial oxygen content. 21st Intern. Congr. Aviation Space
Med., München 1973.

102. REUBI, F.C., VORBUGER, C., TUCKMAN, J.: Renal distribution
     volumes of indicyanine green, (^{51}Cr) EDTA, and ^{24}Na in man
     during acute renal failure after shock - implications for
     the pathogenesis of anuria. J. clin. Invest. 52, 223-235
     (1973).
103. RICHARDSON, T, Q., GUYTON, A.C.: Effects of polycythemia and
     anemia on cardiac output and other circulatory factors. Am.
     J. Physiol. 197, 1167-1170 (1959).
104. Risk of posttransfusion hepatitis in the United States
     A prospective cooperative study. J. am. med. Ass. 220,
     692-701 (1972).
105. ROSS, J.M., FAIRCHILD, H.M., WELDY, J., GUYTON, A.C.:
     Autoregulation of blood flow by oxygen lack. Am J. Physiol.
     202, 21-24 (1962).
106. SANMARCO, M.E., PHILIPS, C.M., MARQUEZ, L.A., HALL, C.,
     DAVILA, J.C.: Measurement of cardiac output by thermal dilu-
     tion. Am J. Cardiol. 28, 54-58 (1971).
107. SCHMID-SCHÖNBEIN, H.: Hemorheological aspects of splenic
     function in: Lennert, K., Harms, D., (Hrsg.): Die Milz, pp.
     67-80. Berlin-Heidelberg-New York: Springer 1970.
108. SCHMID-SCHÖNBEIN, H.: Diskussionsbeitrag in: Messmer, K. &
     Schmid-Schönbein, H. (eds.), Hemodilution, p. 183, Basel:
     Karger 1972.
109. SCHMIDT, D.: Blutvolumen. Leipzig: J.A. Barth 1974.
109a. SCHWALM, H., GÖLTNER, E.C.: Bluttransfusion und Diurese.
     Bibl. Haematol. 5, 172-180 (1956).
109b. SEVERINGHAUS, J.W.: Blood gas calculator. J. Appl. Physiol.
     21, (3), 1108-1116 (1966).
110. SIEGENTHALER, W.: Klinische Pathophysiologie. Stuttgart:
     Thieme 1973.
111. SILL, V., SIEMENSEN, H.O., MORR, H., VÖLKEL, N., MENGE, M.:
     Pulmonalarteriendruck, Plasma-Katecholamine und Renin-
     Aktivität während akuter Hyperkapnie. Z. Kardiol. 62,
     1085-1089 (1973).
112. SINGH, R., RANIERI, A.J., VEST, H.R., BOWERS, D.L., DAMMANN,
     J.F.: Simultaneous Determinations of Cardiac Output by
     Thermal Dilution, Fiberoptic and Dye-Dilution Methods. Amer.
     J. Cardiol. 25, 579-587 (1970).
113. SLAMA, H., PIIPER, J.: Direktanzeigendes Rechengerät zur
     Bestimmung des Herzzeitvolumens mit der Thermo-Injektions-
     methode. Z. Kreislaufforsch. 53, 322-328 (1964).
114. SPIECKERMANN, P.G.: Vereinfachte quantitative Auswertung
     von Indikatorverdünnungskurven. Dissertation, Köln 1967.
     Arch. Kreislaufforsch. 55, 211-282 (1968).
115. SUNDER-PLASSMANN, L., KLÖVEKORN, W.P., HOLPER, K., HASE, U.,
     MESSMER, K.: The physiological significance of acutely indu-
     ced hemodilution. 6th Europ. Conf. Microcirculation, Aal-
     borg 1970, p. 23-28.
116. SUNDER-PLASSMANN, L., KLÖVEKORN, W.P., MESSMER, K.: Blutvis-
     kosität und Hämodynamik bei Anwendung kolloidaler Volumen-
     ersatzmittel. Anästhesist 20, 172-180 (1971).
117. SUNDER-PLASSMANN, L., KLÖVEKORN, W.P., MESSMER, K.: Hemo-
     dynamic and rheological changes induced by hemodilution with
     colloids. In: Messmer, K., Schmid-Schönbein, H., (eds.)
     Hemodilution, p. 184-202, Basel: Karger 1972.
118. SUNDER-PLASSMANN, L., KLÖVEKORN,W.P.,MESSMER, K., BRENDEL,
     W.: Veränderungen der Hämodynamik und Fließeigenschaften des
     Blutes bei Anwendung künstlicher Kolloide. Klin. Anästh. 1:
     Akute Volumen- und Substitutionsther. 139-165, (1972).

119. SWANK, R.L.: Alteration of blood on storage: measurement of adhesiveness of "aging" platelets and leukocytes and their removal by filtration. N. Engl. J. Med. <u>265</u>, 728-733 (1961).

119a. SWANK, R.L., ESCOBAR, A.: Effects of dextran injections on blood viscosity in dogs. J. appl. Physiol. <u>10</u>, 45-50 (1957).

120. TAKAORI, M., SAFAR, P., GALLA, S.J.: CHANGES in body fluid compartments during hemodilution with hydroxyethyl starch and dextran 40. Arch. Surg. <u>100</u>, 263-268 (1970).

121. VLIERS, A.C.A.P., VISSER, K.R., ZIJLSTRA, W.G.: Analysis of indicator distribution in the determination of cardiac output by thermal dilution. Cardiovasc. Res. <u>7</u>, 125-132 (1973).

122. VLIERS, A.C.A.P., ZIJLSTRA, W.G.: Zum Problem der Mischung von Indicator und Blut. Z. Kreislaufforsch. <u>58</u>, 79-88 (1968).

123. WALSH, J.H., PURCELL, R.H., MORROW, A.G., CHANOCK, R.M., SCHMIDT,P.L.: Posttransfusion hepatitis after open-heart operations. J. am. med. Ass. <u>211</u>, 261-265 (1970).

124. WHITTAKER, S.R.F., WINTON, F.R.: Apparent viscosity of blood in the isolated hind limb of the dog, and its variation with corpuscular concentration. J. Physiol. <u>78</u>, 339 (1933).

125. WISE, W., HEAD, L.R., MORSE, M., ALLEN, J.G.: The physiologic effects of acute anemia produced by replacement of serial hemorrhage with dextran, plasma, and whole blood. Surg. Forum <u>8</u>, 18-22 (1957).

126. ZAORSKI, J.R., HALLMAN, G.L., COOLEY, D.A.: Open heart surgery for aquired heart disease in Jehovah's witnesses. Am J. Card. <u>29</u>, 186-189 (1972).

127. ZEDERFELDT, B.H., HUNT, T.K.: Effect of dextran solutions on respiratory gas tensions in wound fluid and on granulation tissue formation after trauma. Europ. Surg. Res. <u>2</u>, 251-262 (1970).

128. ZUNDI, N., McCOLLUGH, B., CAREY, J., GREER, A.: Double-helical reservoir heart-lung machine. Arch. Surg. <u>82</u>, 320-325 (1961).

12. SACHVERZEICHNIS

Anaesthesiology and Resuscitation · Anaesthesiologie und Wiederbelebung
Anesthésiologie et Réanimation